かんたんおうちマッサージでデコボコ脂肪が消える！

新版
セルライト超燃焼
リンパマッサージ
決定版

銀座ナチュラルタイム 総院長
渡辺佳子
Watanabe Keiko

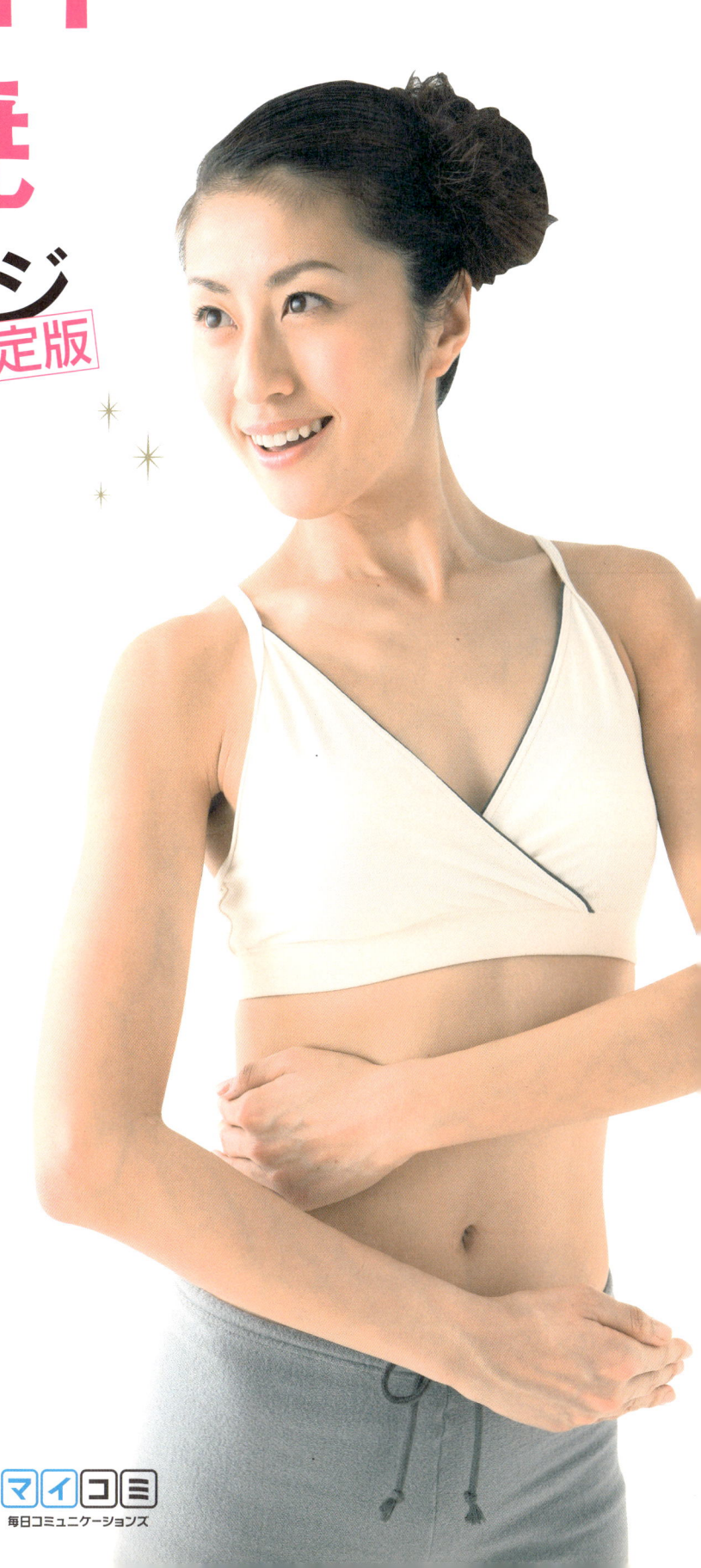

JN236745

マイコミ
毎日コミュニケーションズ

セルライトをあきらめない！

セルライトはダイエットではなくならない？

美しいスリムな身体は、女性なら誰でも憧れるもの。その美を手に入れようと、食生活を改めたり、定期的な運動を試みたり、またエステに通ったりして、努力しているひとはいっぱいいることでしょう。

でも、せっかく努力をしてやせたとしても、まだ嫌なものが残っていませんか？太ももやふくらはぎをぎゅっとねじってみるとあらわれる、でこぼことした物体……、そう、セルライトです！

女性を悩ますこのセルライト。多くのひとが、セルライトはダイエットではなくならないと思っているのではないでしょうか。

「テレビでやせているひとでもセルライトがあるのを見たことがある！」
「蓄積されてかたくなったものだから、簡単にはなくならなさそう……」
「実際に運動してもなくならなかった」
「やせるとバストまで落ちちゃう」

そんな声をよく聞きます。

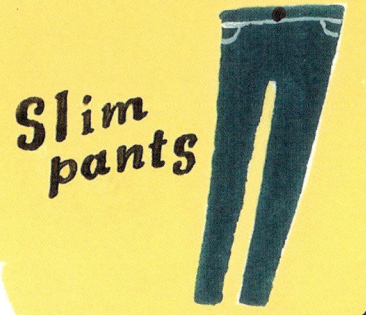

Slim pants   NG?   bikini

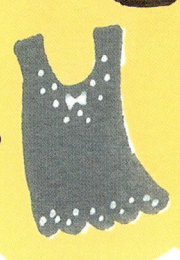

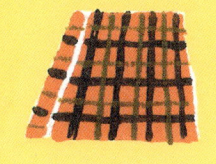

no-sleeve   mini skirt

でも、あきらめてはいけません！

凝り固まったセルライトも、本書で紹介している経絡リンパマッサージなら、改善することができるのです！

「特別な道具が必要？」
「つらいのでは？」

本書では、セルライトがつきやすい部位別に経絡リンパマッサージの方法を紹介しています。

バストアップしながらやせたい部分をサイズダウンしていく、理想的なダイエットマッサージです。

また、バスタイムにぴったりのマッサージも処方しました。

毎日続けて行なうことで、きっとあなたの理想にかなうメリハリボディが手に入ると思います。

さあ、経絡リンパマッサージで気になるセルライトを撃退しましょう。

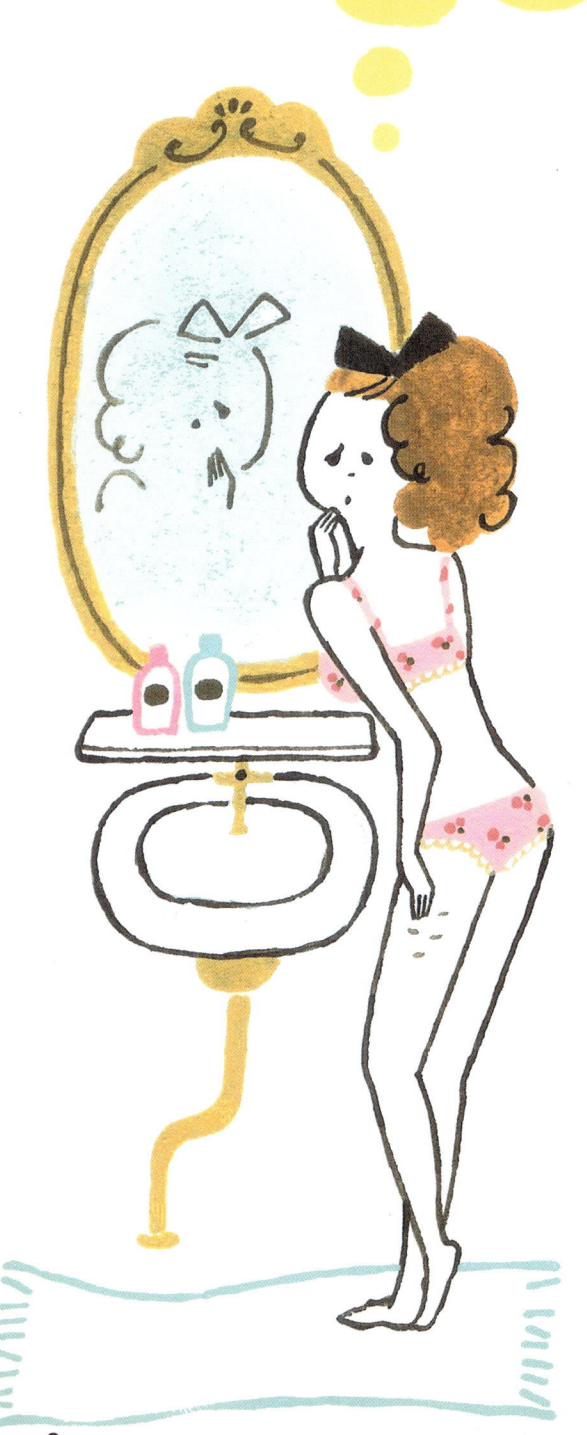

Contents

2 セルライトをあきらめない！

6 まずは知りたい！
セルライト超燃焼リンパマッサージQ&A

14 肌見せ前に要CHECK！
こんなところに潜んでいる憎きセルライト！！

16 あなたのセルライトはどれくらい？
まずはセルライト増殖度CHECK！

18 部位別マッサージをする前に…
最初は全身マッサージ

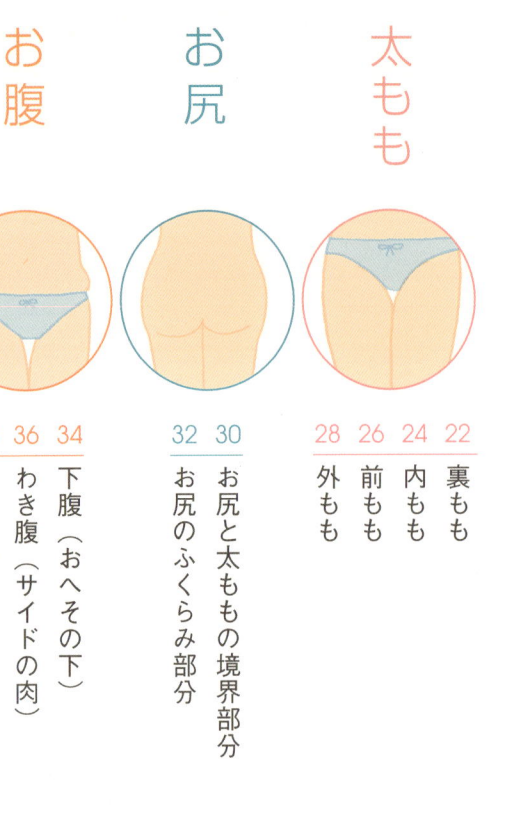

22 セルライト超燃焼リンパマッサージ

太もも
22 裏もも
24 前もも
26 内もも
28 外もも

お尻
30 お尻と太ももの境界部分
32 お尻のふくらみ部分

お腹
34 下腹（おへその下）
36 わき腹（サイドの肉）
38 上腹（肋骨〜胃）

55 バスタイムマッサージで全身メリハリ㊷Body

- 56 小顔になりたい！
- 57 顔の肌ツヤをよくしたい！
- 58 デコルテをすっきりさせたい！
- 59 バストアップしたい！
- 60 ウエストをくびれさせたい！
- 61 ジーンズの似合うお尻になりたい！
- 62 EPILOGUE

54 column 1日4分！ 内臓脂肪燃焼エクササイズ

顔と首
- 50 フェイスライン
- 52 首

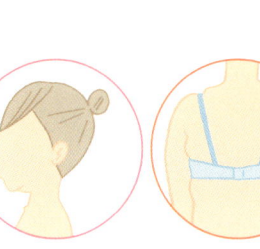

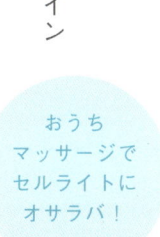

背中
- 48 背中の肉

脚
- 44 ふくらはぎ
- 46 足首

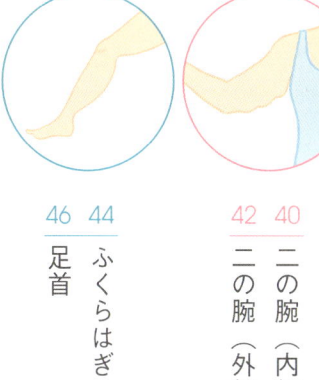

腕
- 40 二の腕（外側）
- 42 二の腕（内側）

おうちマッサージでセルライトにオサラバ！

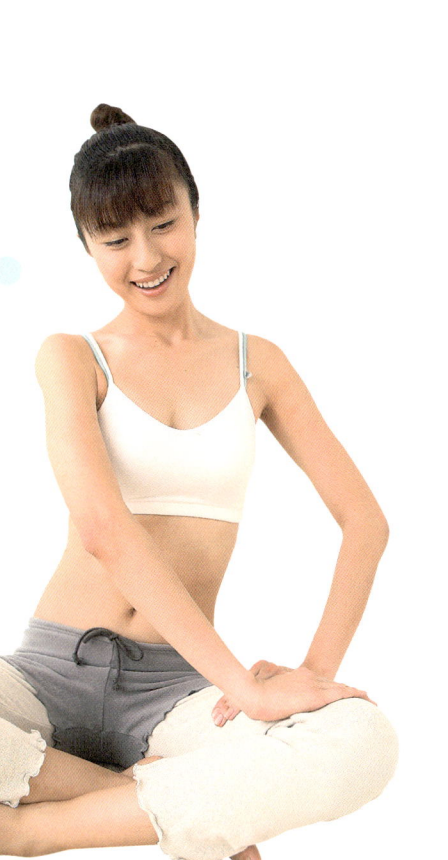

まずは知りたい！

セルライト超燃焼リンパマッサージ Q&A

カラダを太く見せている大きな原因のひとつがセルライト。
このセルライトを効率よく燃焼する秘密兵器がリンパマッサージなのです。
まずは基礎知識を知って"セルライト燃え！"のモチベーションをUP！

Q1 セルライトって何？

A. やせない原因をつくる美容ダイエットの悪玉！

太

ももを両手でつかんで、タオルをしぼるようにひねってみてください。皮膚の表面がボコボコしていませんか。それが、脂肪細胞の一部が変成してできるセルライト。セルライトがひどくなるとひねらなくても皮膚の表面がボコボコに。まるでオレンジの皮のような肌に見えるので、「オレンジピールスキン」とも呼ばれています。

では、セルライトとは一体どんなものなのでしょうか？ 多かれ少なかれ、だれにでも皮下脂肪はついています。その皮下脂肪組織を形成しているのが脂肪細胞。この脂肪細胞に老廃物や余分な水分がくっついて、変形してしまっている状態がいわゆるセルライトと呼ばれるものです。

また、このセルライトが増えると、周囲の組織を圧迫します。ちょうど大きなセルライト同士が、皮膚の下でおしくらまんじゅうをしているような状態と似ています。こうなると、脂肪組織の周りを流れる血液やリンパの流れが悪くなり、さらにセルライトができやすい状態に。この悪循環が、スッキリやせない原因なのです。

ひねってみると、まるでオレンジの皮みたい！ セルライトはオレンジピールスキンともいわれます。

セルライトのしくみ

皮膚
セルライト
水分
脂肪細胞
老廃物
皮下組織
筋肉
骨
＜イメージ＞

脂肪は筋肉の上についていますが、その脂肪を形成している脂肪細胞に余分な水分や老廃物がついて、変成したのがセルライト。

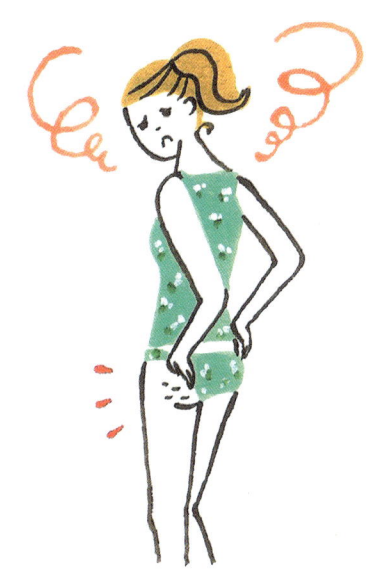

Q2 どんなところにできやすいの？

A. 筋肉を動かさない冷えた部位は注意

お尻を手で触ってみましょう。手が温かく感じられませんか？もし感じられたら、その部分が冷えています。セルライトは筋肉を動かすことの少ない、冷えている部位につきやすいもの。そのため、比較的ふくらはぎにはつきにくいのですが、太ももの内側、二の腕、お尻などにできやすいのです。冷やさないように注意しましょう。

お尻や太ももをひねってみて。ぼこぼこしていませんか？

Q3 ほうっておくとどうなるの？

A. 肌がデコボコになって一生とれないラインもできちゃう！

セルライトがあると、その周囲の血液やリンパの流れが悪くなります。そのため、そこにどんどん老廃物や余分な水分がたまり、セルライトが大きく、かたくなってくるのです。マッサージを行なうときに、少し触るだけでも痛みを感じるほどかたくなっている場合もあります。また、ただセルライトの問題だけでなく、筋肉をあまり動かさないことが原因で"こり"がプラスされて、かたくなっているケースもみられます。

ここまで来ると大変！セルライトをほぐすのにかなりの時間がかかります。そして、皮膚表面もデコボコに。さらに、太った証のラインまで残るケースもあります。

Q4 普通のダイエットではなくならないの？

A. 食事制限は体温を下げ逆効果になることも!!

ダイエットをしよう！と思ってまず行なうのが、食事制限。でも、食事の量を減らすダイエットでは、セルライトを落とすことは難しいのです。なぜなら、人間の体は食べないと体温が下がって体力や免疫力が落ち、体中の循環が悪くなります。前述したように、セルライトは冷えた部分につきやすいもの。そのため、体温が下がると、かえって体にセルライトがつきやすくなってしまうのです。さらに、代謝も悪くなって排泄力が弱まるため、食事制限をすると逆にやせにくくなるケースもあります。

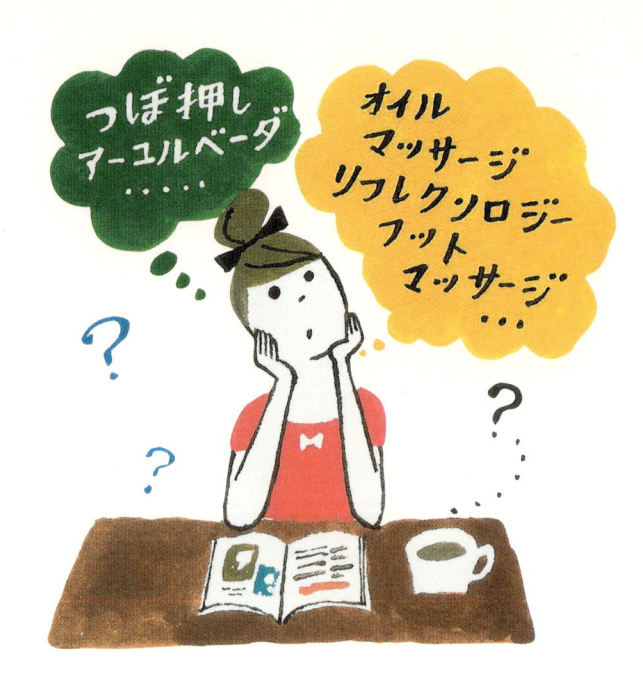

Q5 リンパマッサージは他のマッサージとどう違うの？

つぼ押し　アーユルベーダ……

オイルマッサージ　リフレクソロジー　フットマッサージ……

A. 健康と美しさが同時に手に入るマッサージ

　本書では様々なマッサージの中でも、「経絡リンパマッサージ」の手技を紹介します。これは、東洋医学が発端の経絡の処方と、西洋医学の考え方に基づいたリンパマッサージを同時に行なう、効率的なマッサージ法です。

　簡単に経絡リンパマッサージとはどのようなものなのか説明しましょう。

　経絡とは、東洋医学では、気（エネルギーの源）・血（けつ）・水（すい）（津液（しんえき））の3つのエネルギーの通り道であると考えられています。これらが滞りなく流れていることが、東洋医学的に最も健康な状態なのです。

　一方、リンパは西洋医学に基づいた考え方。このリンパは静脈に沿って全身をくまなく巡り、体の中の老廃物や余分な水分を回収する、下水道のような役割を担っています。途中、太もものつけ根やわきの下、鎖骨などにある「リンパ節」で汚れたリンパを浄化しながら、最後には尿や汗として体外へ不要なものを排泄します。そのため、リンパの循環が悪くなると、老廃物や余分な水分を体にためこみ、むくみやこり、さらには太りやすい状態をつくることになるのです。

　とくにセルライトは脂肪細胞に老廃物や水分がくっついて、大きく変形している状態。リンパの流れがよければ、脂肪細胞のまわりにある老廃物や水分をリンパが回収してくれるので、セルライトがつきにくくなります。

　この老廃物を流すリンパマッサージに、全身にエネルギーを巡らせて健康な体をつくる経絡への処方を同時に行なえるのが、本書で紹介する「経絡リンパマッサージ」です。

　押す、もむ、さする、たたくなどの手技を使って、全身の流れをよくしていきます。経絡は内臓と体表を結ぶルートでもあるので、内臓の調子も整い、体の内側からキレイで健康に変わってきます。「美しいボディは健康な体に宿る」。経絡リンパマッサージなら、健康と美しさを同時に手に入れることができるのです。

リンパの流れ
イメージ図

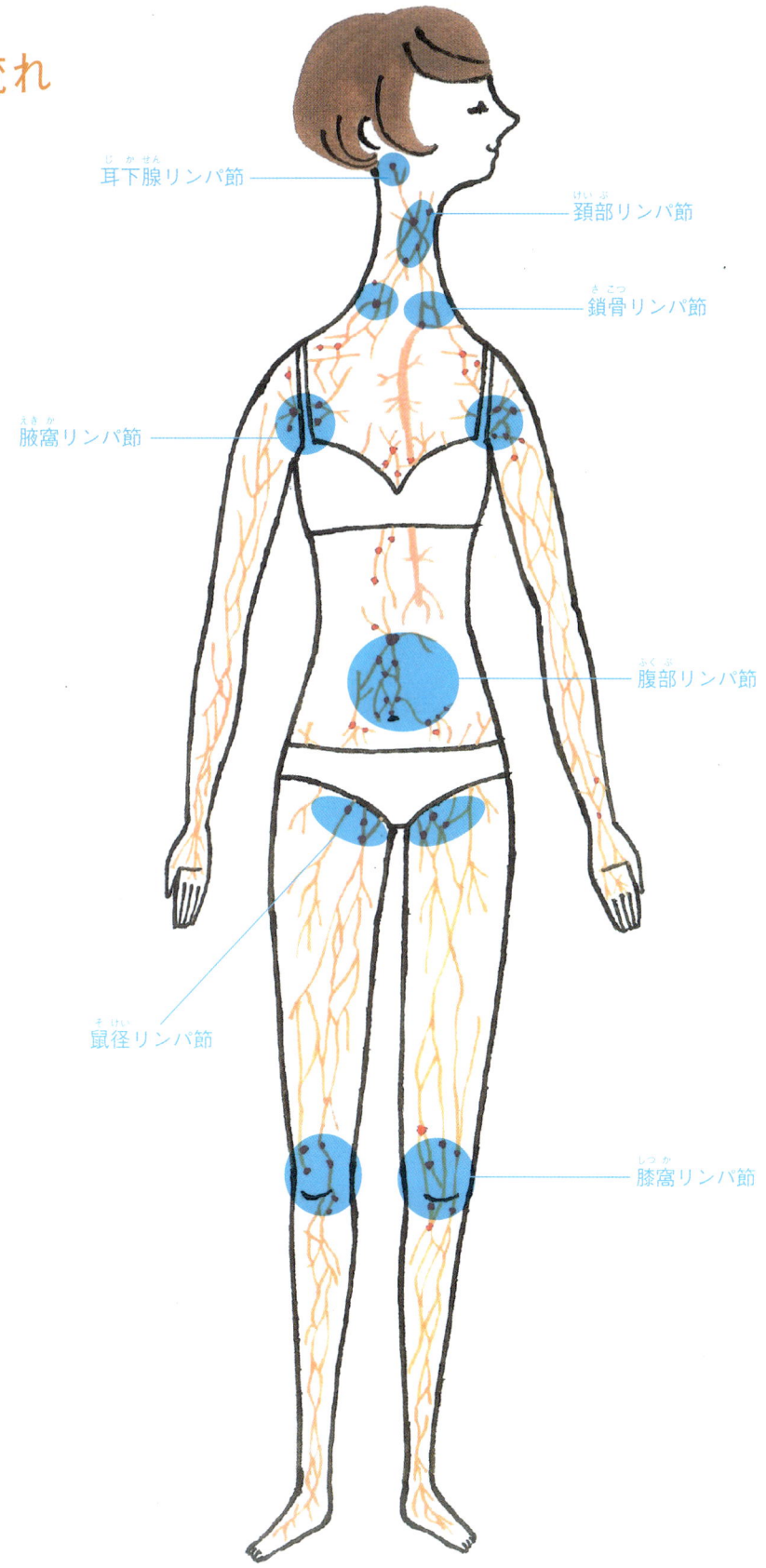

耳下腺リンパ節

頚部リンパ節

鎖骨リンパ節

腋窩リンパ節

腹部リンパ節

鼠径リンパ節

膝窩リンパ節

リンパはリンパ液とそれが流れているリンパ管、リンパ節などの総称です。リンパは全身を網の目のようにくまなく流れ、体の中の老廃物や余分な水分を回収しています。途中で、おもなリンパ節を通り、汚れたリンパ液を浄化しながら全身を巡っています。

Q6 リンパマッサージでセルライトが燃焼するのはどうして？

A. 体の内側と外側から温めることで効率的に燃焼をサポート

体がポカポカしてくるはずです。こうなれば、体が温まり、セルライトの燃焼準備が整ってきたサインです。

さらに今回のメソッドでは、経絡リンパマッサージに内部燃焼ポーズをプラス。筋肉を直接刺激することで、筋肉が発する熱により体を内側から温めます。筋肉運動で体の内側から、マッサージで皮膚表面から体を温める。内側と外側の両面からセルライトに働きかけ、燃焼を促進していきます。

体

を温めるとセルライトが燃焼しやすくなります。そこで役立つのが、経絡リンパマッサージです。

まず、かたくなってしまったセルライトをもみほぐしながら皮膚表面を温めていきます。そして次に、その部分をさすって、たまった老廃物と水分をリンパとともに流します。皮膚表面をさすると血行もよくなるので、体温も上昇。

3つめのステップで、全体を大きくつかんでもみほぐし、皮下脂肪の下にある筋肉の血行をよくして、セルライトの燃焼を促します。

そして、仕上げにたたきます。細胞を活性化しながら、皮膚表面とボディラインを引き締めていくのです。

このように、リンパマッサージは、血液やリンパの循環を促すことで体温や皮膚温を上げ、セルライトの燃焼を高めることができるのです。

そのため、リンパマッサージを行なうと、軽く汗がにじんでくるほど

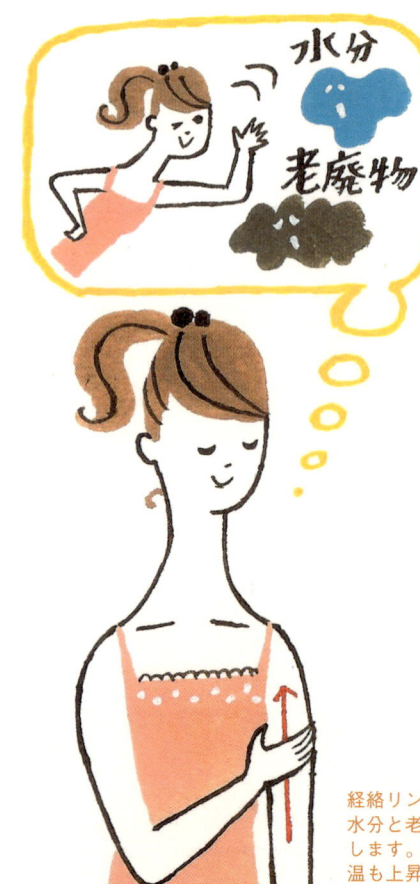

経絡リンパマッサージで水分と老廃物を体外に流します。さすることで体温も上昇し、セルライトが燃焼しやすい状態に！

10

4ステップ 超燃焼プログラムでスッキリ！

いつでもどこでも 内部燃焼🔥ポーズ

筋肉を刺激して内側から燃焼準備

効率よくセルライトを燃やすために、筋肉トレーニングなどで筋肉を刺激し、燃焼準備をします。マッサージ前に限らず、電車の中やオフィスなどでも常に行なって。

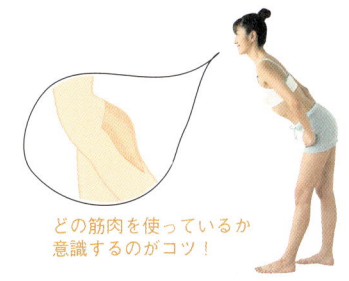

どの筋肉を使っているか意識するのがコツ！

Step*1 押す（にぎる）〜温める〜

かたくなったセルライトを温める

長年ほうっておいたセルライトはかたくなり、落ちにくい状態に。そこで、かたくなったセルライトを皮膚の表面から押してほぐします。ギュッとにぎって刺激して。

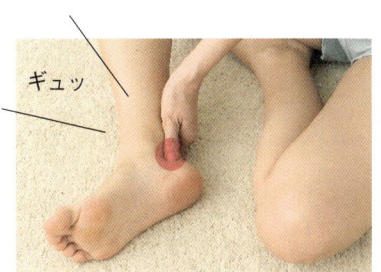

ギュッ

Step*2 さする〜流す〜

老廃物や水分の流れをよくする

セルライトにたまった老廃物や水分を流れやすくします。やせたい部分に手のひらを密着させ、各リンパ節に向かってさすります。リンパや経絡の流れがよくなります。

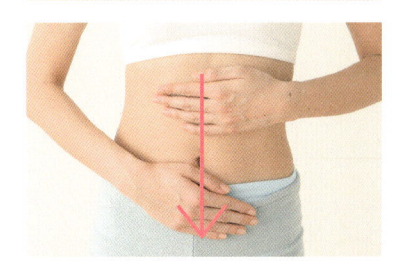

Step*3 もむ〜ほぐす〜

筋肉の血行を促進して燃焼力アップ

ステップ1より大きく刺激する方法です。内部燃焼で刺激した筋肉の血行をさらによくし、セルライトの燃焼力をパワーアップ。タオルをしぼるようににぎるのがコツ。

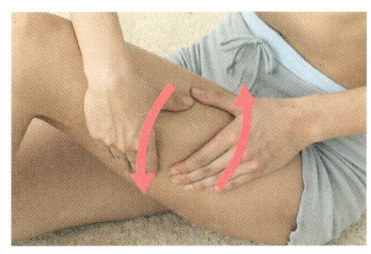

Step*4 たたく〜引き締める〜

細胞を活性化して引き締める

手のひらを軽く丸めて、パコパコとリズミカルにたたきます。細胞を活性化して皮膚を引き締める手技。たるみや特に引き締めたい部分を活性化するのに有効です。

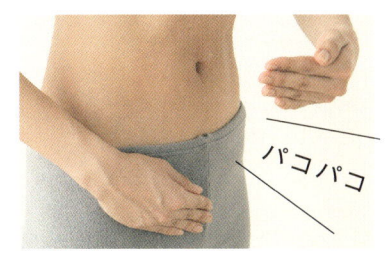

パコパコ

プログラムの進め方

本書を使ってセルライトを燃焼させるやり方を説明します。これであなたのカラダも変わる！

選ぶ → 練習 → 覚える（ここが大事） → 実践 → **毎日のケアを続けましょう！**

まずは必要なプログラムをセレクト。P14-17のチェック項目を参照にして、引き締めたい部位、回数を確認。

写真を見ながら、自分の手や足を使って各ステップを練習してみましょう。写真と同じように行なってみて。

本を見ながらやるより、覚えて行なったほうが効果はアップします。4ステップならすぐに覚えられるはずです。

行ないたい部位のプログラムを毎日実践していきましょう。目標を決めて行なうと効果的。継続こそ美への近道！

Q7 痛いほど効くの？

A. 気持ちいいと感じる強さを目安に

特 にセルライトがかたくなり、リンパの流れが滞っているところほど痛みを感じます。しかし、マッサージは痛いほど効くわけではありません。強さの目安は"気持ちいい程度"。「これくらいなら気持ちがいいな」と思う程度の力を加えて、各マッサージを行ないましょう。

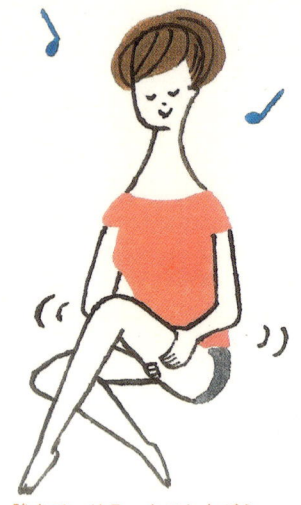

心地よい強さで、リラックスしながらリンパマッサージを！ 痛いほど効くというわけではありません。

Q8 マッサージするだけで体重は減るの？

A. まずはサイズダウン。そして次に体重ダウン！

経 絡リンパマッサージを行なうと、まずはほかに比べて目立って太かった部分がサイズダウンしてきます。これは、全身の循環がよくなることで、体にたまった水分や老廃物が外に排泄され、ボディバランスがよくなってくるから。とくに、「今日は脚がむくんでいるな」と思うときに行なえば、数分で効果を実感できるでしょう。

そして、水分が外に出やすくなるので、余分な水分が排泄されたぶん体重が平均で1～3kgダウン。1回のマッサージでも効果を実感できるのが経絡リンパマッサージです。さらに、全身の新陳代謝がよくなるので脂肪も燃えやすくなり、自然と体重が減ってきます。

Q9 マッサージはいつ頃すればいいの？

A. 体が温まっているお風呂上がりが効果的

浴中や入浴後など、体が温まっているときに行なうのがオススメです。体が温まると血液やリンパの流れが冷えているときよりさらによくなるからです。また、心身ともにリラックスしているときに行なうことで、より効果的なマッサージができます。今回はシャワーを使ったマッサージも紹介しているので、ぜひ活用してみてください。

マッサージは基本的にいつ行なっても大丈夫ですが、1日1プログラム（4ステップ）を1～3回まで、1部位に20分以上やりすぎないように注意しましょう。

Q10 マッサージオイルを使った方が効果が上がる？

A. ナチュラルな素材のオイルやクリームを使って！

手の滑りをよくして、マッサージの効果を上げるためにも、専門家が使用しているマッサージクリームやオイル、ジェルを使うことはオススメです。

選ぶときには、オーガニックのオイルやナチュラルな素材を原料にしたものがオススメです。マッサージを行なうとオイルの肌への浸透もよくなります。そのため、マッサージ効果が上がるのとともに、肌の調子もアップ。肌のためにも、できるだけ自然なものを使うようにしましょう。

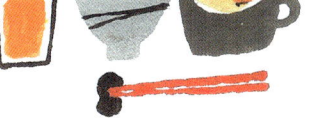

また、好みの香りのクリームやジェル、またエッセンシャルオイルをプラスするのもオススメです。香りにはリラックス効果があり、気持ちも落ち着いてきます。

Q11 食事制限はしなくていいの？

A. 1日3食しっかり&腹8分目 体を冷やさない食事を

ムリな食事制限は体温を下げ、代謝が悪くなるのでNG。1日3食&腹8分目を目安に。体を温めるために、野菜なら温野菜など、温かいものをとるようにしましょう。また、水分の代謝をよくするために、1日1.5〜2ℓの水分をとること。冷たい水分は胃腸を冷やしてしまうので、常温や温かいものをとりましょう。

偏った食事はNG。腹8分目で3食しっかりとりましょう。水分の補給も忘れずに！

Q12 やってはいけないときはあるの？

A. 体調の悪いときはムリに行なわないこと！

マッサージを行なうときには、回数や以下の点に注意して行ないましょう。

● 手、指と行なう部位は清潔にしましょう。
● 疲れがひどい、病気やケガがある、体調の悪いときは行なわない
● 妊娠の可能性がある、また妊娠初期はムリに行なわず、医師や専門家に相談を
● 食後2時間、飲酒後は控える
● 皮膚に傷や湿疹がある場合には、その場所を避けるか行なわない
● 症状が重い場合や、続けても効果が上がらない場合は、すぐに専門家に相談を
● マッサージを行なって体に異常や違和感を感じたら、直ちにマッサージをやめて専門家に相談を
● マッサージのあとは、十分な水分をとる（500mℓくらい）

大発表!!

セルライトが気になる部分 BEST3

1. 太もも (89%)
2. お尻 (53%)
3. 腰・お腹 (45%)

編集部アンケート調べ(20〜40代女性100人)

背中

こんな人は要注意!

- ☐ ブラからお肉がはみ出ている
- ☐ 背中の肉が手でしっかりつかめる
- ☐ 背中に手を回して組むのがつらい

>>P48へ

お尻

こんな人は要注意!

- ☐ お尻と太ももの境界がわからない
- ☐ スリムパンツをはいたときに、お尻と太ももに線が入る
- ☐ パンツのサイズがお尻のせいで1つ上のサイズになることが多い

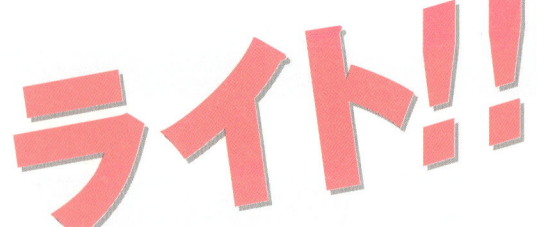

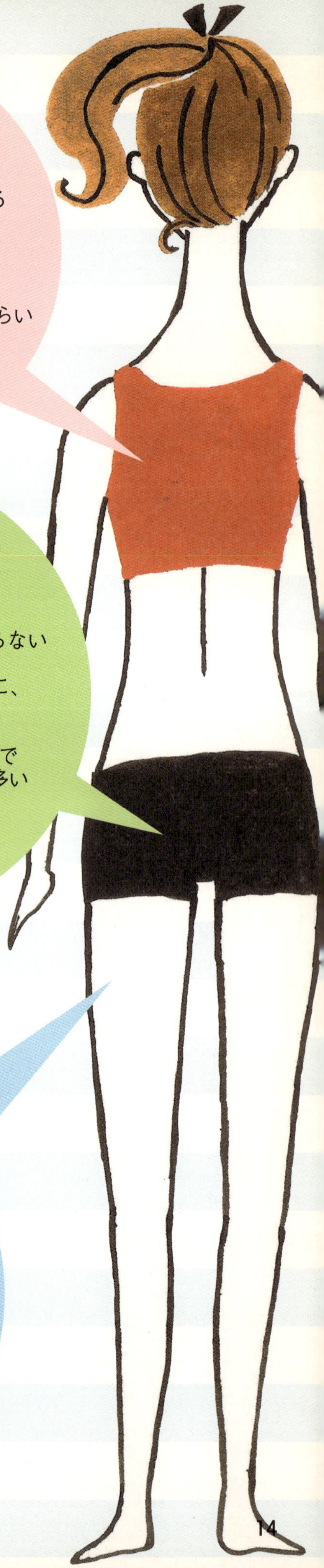

>>P30へ

ライト!!

P7でも説明したとおり、セルライトはつきやすい部分とつきにくい部分があります。あなたの憎きセルライトはどこに潜んでいるでしょうか？チェック項目の多かった部位は、もうすでにセルライトが潜んでいるかも!?

太もも

こんな人は要注意!

- ☐ パンツスタイルが似合わない
- ☐ 太ももがたるんで冷えている
- ☐ 両足のかかとをつけたとき、両太ももの間に隙間ができない

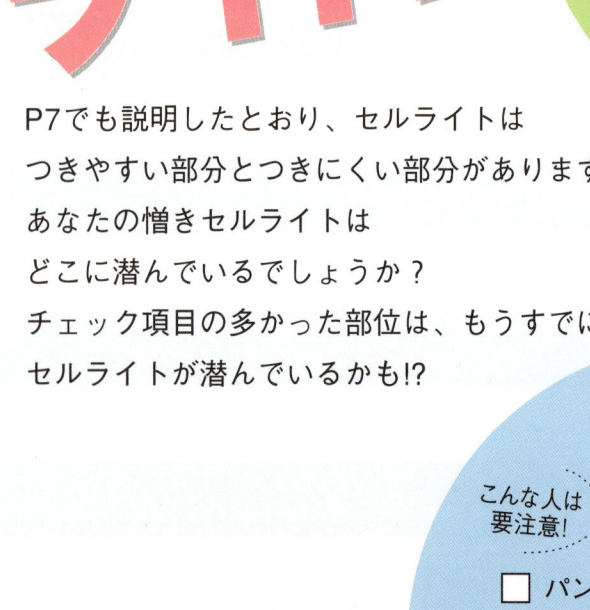

>>P22へ

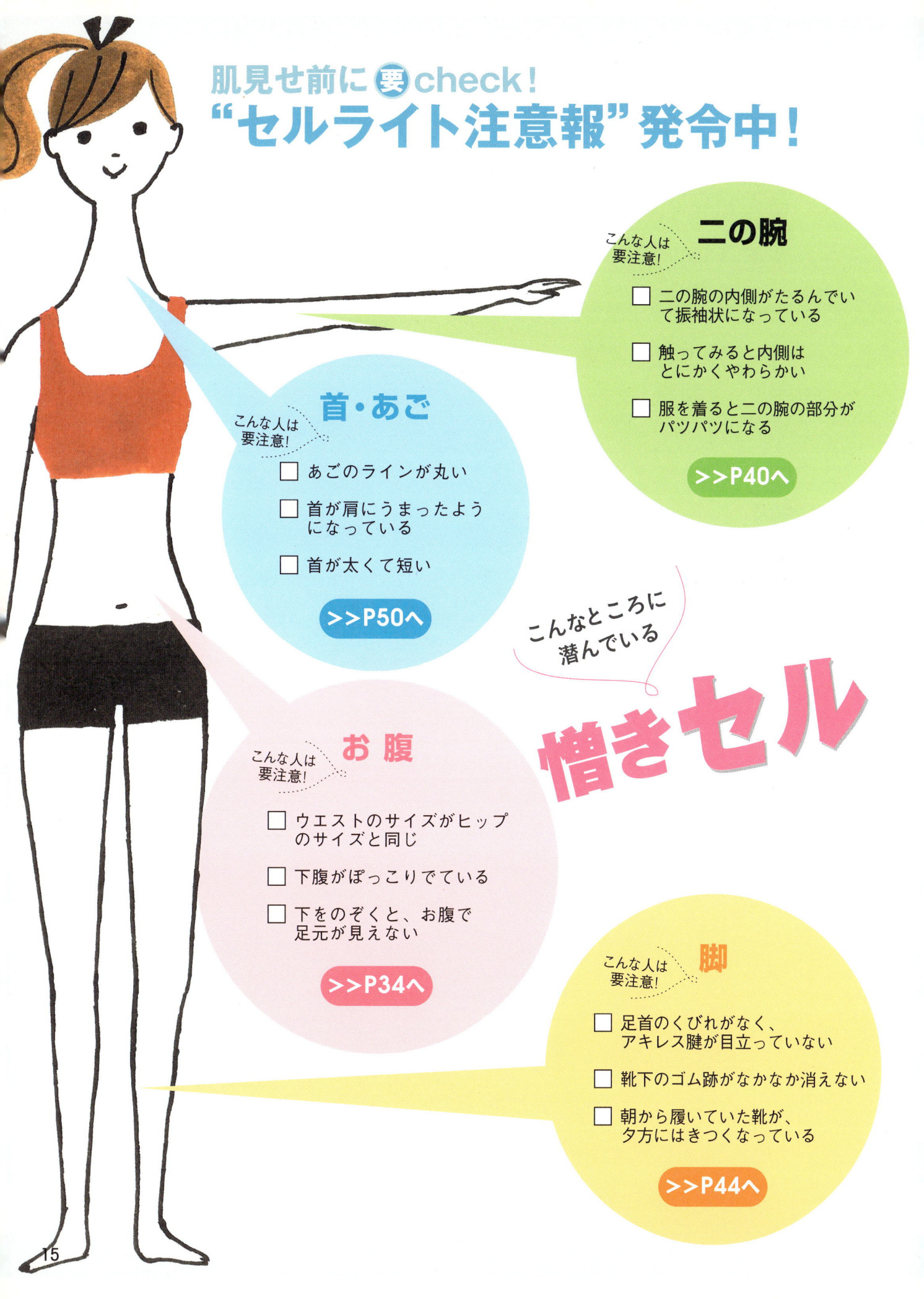

肌見せ前に 要check！
"セルライト注意報"発令中！

こんなところに潜んでいる

憎きセル

二の腕
こんな人は要注意!
- ☐ 二の腕の内側がたるんでいて振袖状になっている
- ☐ 触ってみると内側はとにかくやわらかい
- ☐ 服を着ると二の腕の部分がパツパツになる

>>P40へ

首・あご
こんな人は要注意!
- ☐ あごのラインが丸い
- ☐ 首が肩にうまったようになっている
- ☐ 首が太くて短い

>>P50へ

お腹
こんな人は要注意!
- ☐ ウエストのサイズがヒップのサイズと同じ
- ☐ 下腹がぽっこりでている
- ☐ 下をのぞくと、お腹で足元が見えない

>>P34へ

脚
こんな人は要注意!
- ☐ 足首のくびれがなく、アキレス腱が目立っていない
- ☐ 靴下のゴム跡がなかなか消えない
- ☐ 朝から履いていた靴が、夕方にはきつくなっている

>>P44へ

まずは あなたのセルライトはどれくらい？
セルライト増殖度CHECK!

本来の美しいボディを大きく見せている憎きセルライト。
あなたのボディにはどれくらい多くのセルライトがついているのかを
普段の生活を思い起こして、チェックしてみましょう！

- ☐ 01 ダイエットをしてもやせづらい
- ☐ 02 朝起きてすぐに顔がむくんでいる
- ☐ 03 便秘がちである
- ☐ 04 鎖骨がうもれ、首こりがある
- ☐ 05 入浴はシャワーだけですませている
- ☐ 06 慢性的な運動不足だ
- ☐ 07 汗をかきづらい
- ☐ 08 手足やお腹が冷えている
- ☐ 09 お尻と太ももの境界線がはっきりしない
- ☐ 10 甘いものが大好き
- ☐ 11 不規則な生活をしている
- ☐ 12 下着からお肉がはみ出ている
- ☐ 13 両親が太っている
- ☐ 14 鍛えていないのに、腕がたくましい
- ☐ 15 体温が35度台である
- ☐ 16 肩甲骨がうもれ、背中に厚みがある
- ☐ 17 ふくらはぎがかたく、アキレス腱が見えない
- ☐ 18 洋服の肩のあたりがキツい
- ☐ 19 洋服のボタンが取れやすくなった
- ☐ 20 冷たいものをよくとる

← 診断結果は次のページに！

4～7ポイント以上の人は…
増殖度 **40%**
あなたのセルライトはどれくらい？

> ちょっと危険！

　最近むくみが気になる、少し太ったかも……。今はまだ軽い悩みかもしれませんが、セルライトはあなたの体の下で確実に育っています。例えばむくみをほうっておけば、そこに水分や老廃物がたまり、セルライトになりやすい状態をつくります。逆にいえば、今の時点でケアをしておけば、サイズはあまり時間をかけずに戻すことができるのです。そのため、少しでも気になる部位があれば、1日1回そこを集中的に部分マッサージ。また、日常生活の中で、気になる部分と関係の深い筋肉を意識して歩くだけでも、セルライトケアの効果がアップします。

12ポイント以上の人は…
増殖度 **80%**
あなたのセルライトはどれくらい？

> かなりやばい！

　二の腕、太ももの内側、お腹、背中……。体のあちらこちらにセルライトの魔の手が伸びています。リンパや水分の流れが悪いため、むくみやすく、いつも体が重く感じるという人も多いはず。他の人と同じものを食べたり、飲んだりしているのに自分だけが太ると感じているなら、代謝が落ちてセルライトがたまっているせいかもしれません。このタイプの人はまず全身の体の流れをよくすることが先決！　しばらくの間は、やせたい部分マッサージの前に全身マッサージを1日3回行なってから部分マッサージを1日3回行ないましょう。それでもあまり効果が出ない場合は、早めに専門医にご相談を。

0～3ポイント以上の人は…
増殖度 **20%**
あなたのセルライトはどれくらい？

> だけど安心してられない！

　比較的セルライトがつきにくい生活習慣をしています。しかし、安心してばかりはいられません。セルライトは油断するとすぐについてしまうものです。そこで、1日1回毎日のお風呂の時間を使って、バスタイムマッサージを行なったり、気になる部位を集中的にマッサージしましょう。このマッサージが習慣になると、今よりもメリハリのある女性らしいボディになり、さらに食べても太りにくい体に変身。また、マッサージのたびに自分の体を触ることで、ボディラインの変化に敏感になり、セルライトがつく前にサイズアップを防ぐことができます。

8～11ポイント以上の人は…
増殖度 **60%**
あなたのセルライトはどれくらい？

> 危険です！

　二の腕だけ、太ももだけなど、鏡を見てみると、ほかに比べて部分的に太く見えるところがあるのでは？　そこがあなたのセルライト増殖ポイント！　そのままほうっておけば、全身のリンパや水分の流れが悪くなり、さらに代謝が下がるためにほかの部位にもセルライトができはじめ、全身が大きくなってしまいます。そこで、今のうちにケアをすることが大切。まずは全身マッサージを念入りに行なって、リンパの流れをよくしてから部分マッサージへ。特に太さが気になる部位は、マッサージを1日2回行なって、集中ケアをすることをオススメします！

部位別マッサージをする前に…

最初は
全身マッサージ

やせたい部分のマッサージを行なう前に、全身のリンパの流れをよくする全身マッサージを行ないましょう。全身の流れがよくなると、部分マッサージの効果も上がり、さらに全身やせにもつながります！

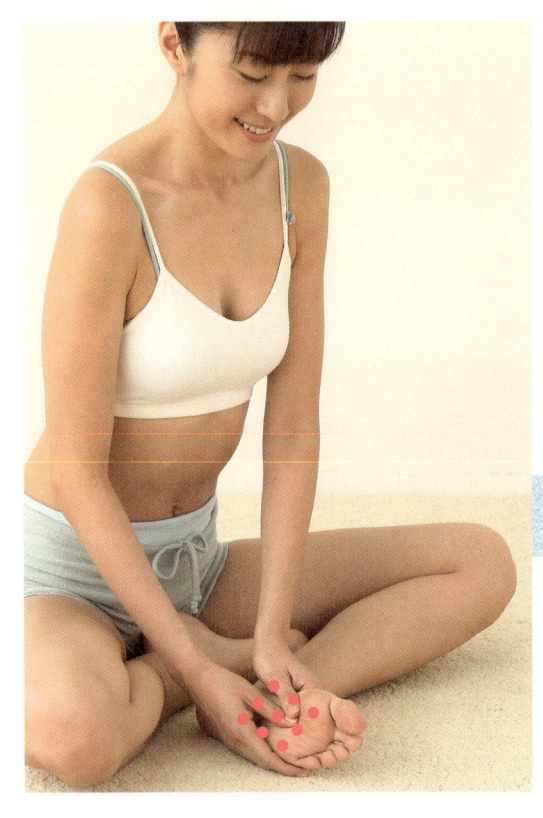

step 1
>>> 足首

両手の親指の腹を使って、足裏全体を押す。かたい、痛い、冷えている部分は念入りに。足の甲の指の間も同様にほぐす。

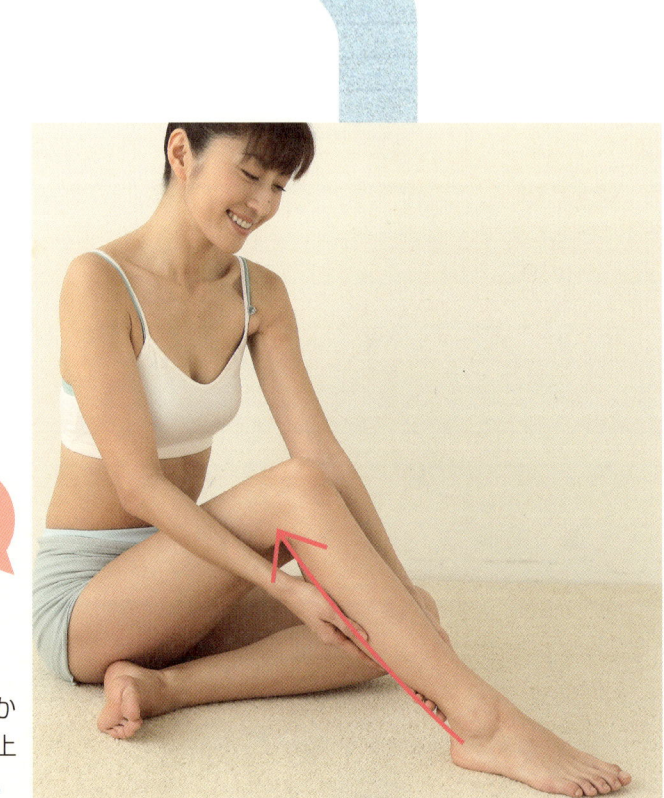

1分

step 2
>>> ふくらはぎ

両手のひらでふくらはぎを包み、足首からひざ裏のリンパ節に向かってさすり上げる。脚の内側、外側も同様にさする。

1分

step3
>>>太もも

ひざ上に両手を当て、そけい部に向かって手のひらを左右交互に動かし、太ももの前側をさする。脚の内側、外側、後ろ側も同様に。

1分

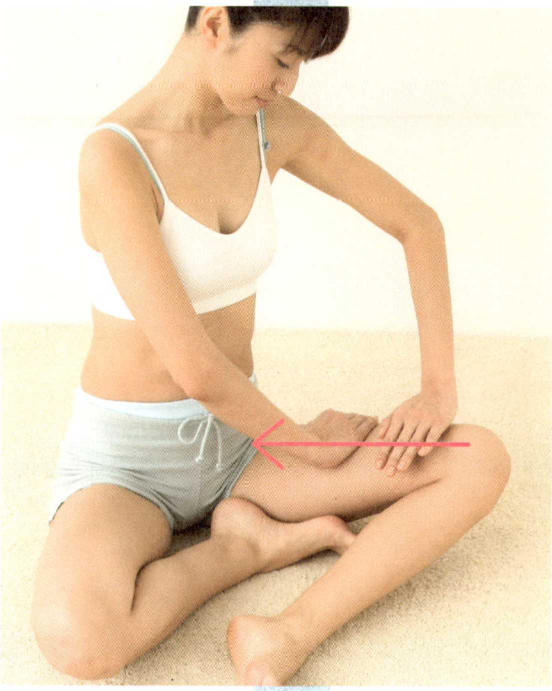

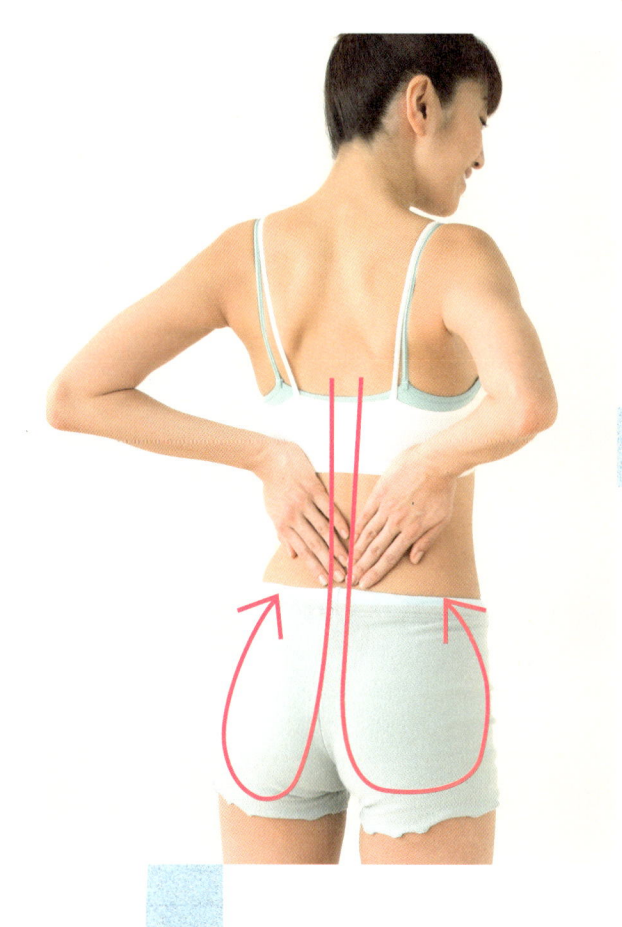

1分

step4
>>>背中

両手のひらを背中のできるだけ高い部分に当て、そこからお尻に向かって、手のひらを密着させたままさすり下ろし、そのまま円を描くようにヒップラインに沿ってさすり上げる。

step5
>>>お腹

1分

①両手のひらをおへその上下に当て、おへそを中心に時計周りに円を描くように、お腹全体をさする。
②お腹の中心を、みぞおちからそけい部まで両手のひらで交互にさすり下ろす。

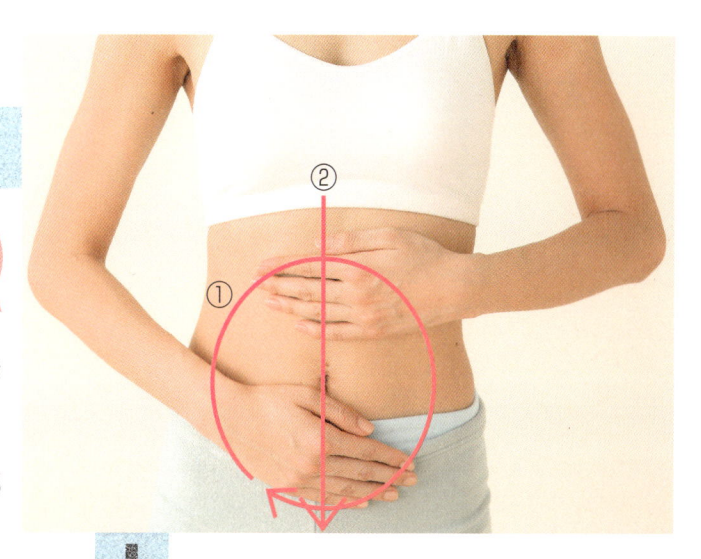

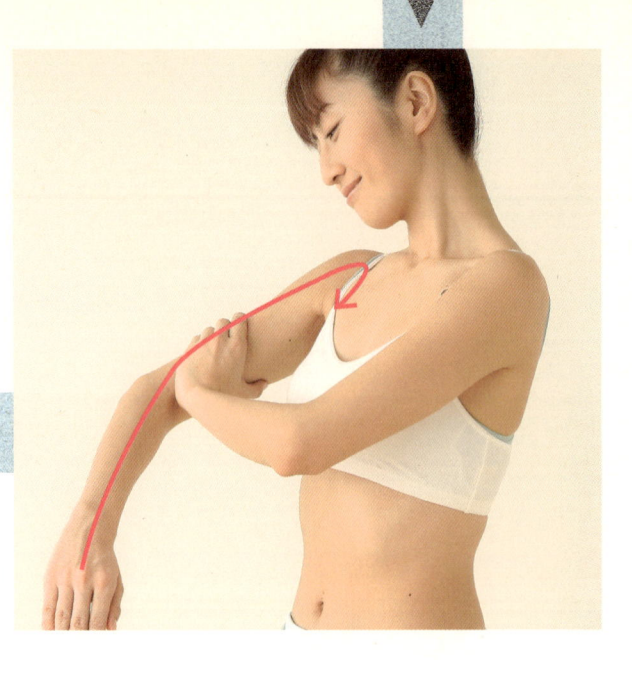

step 6
>>> 腕

1分

片方の手で反対側の手首を軽くつかみ、手首から腕のつけ根に向かって腕の外側と内側をさすり上げる。反対側も同様に。

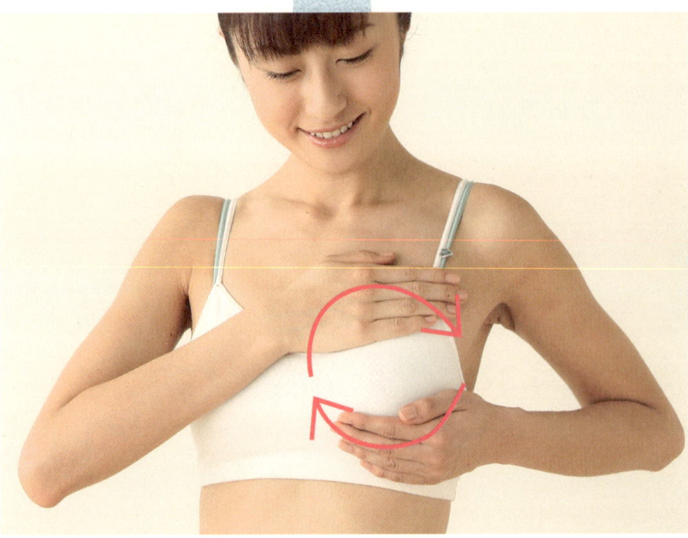

step 7
>>> 胸

バストの丸みにあわせて、上下に手を当てる。上の手は胸の中央からわきの下へ、下の手はわきから胸の中央に向かって、やさしくさする。反対側も同様に。

1分

step 8
>>> 首

1分

片方の手を反対側の首すじに当て、耳の下から肩先に向けてさする。反対側も同様に。首を反対側に少し傾けると行ないやすい。

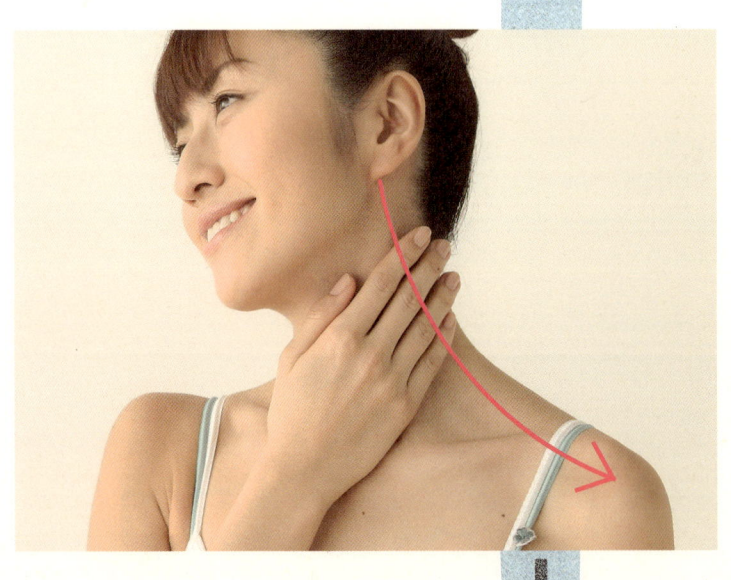

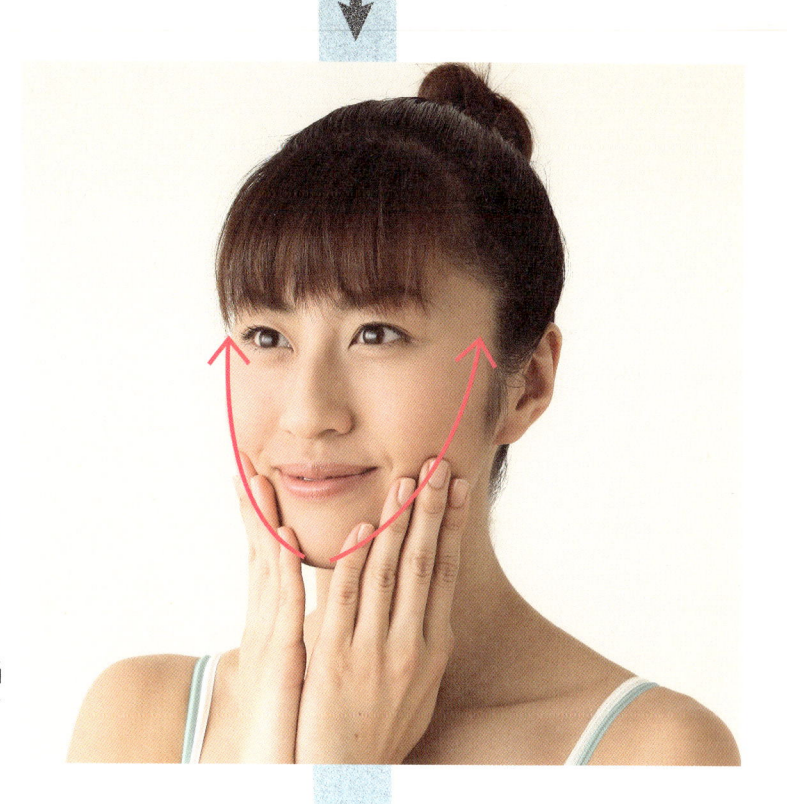

step 9
>>> 顔

1分

両手の親指以外の4本の指をあごに当て、あごからこめかみに向かってフェイスラインをやさしくさすり上げる。

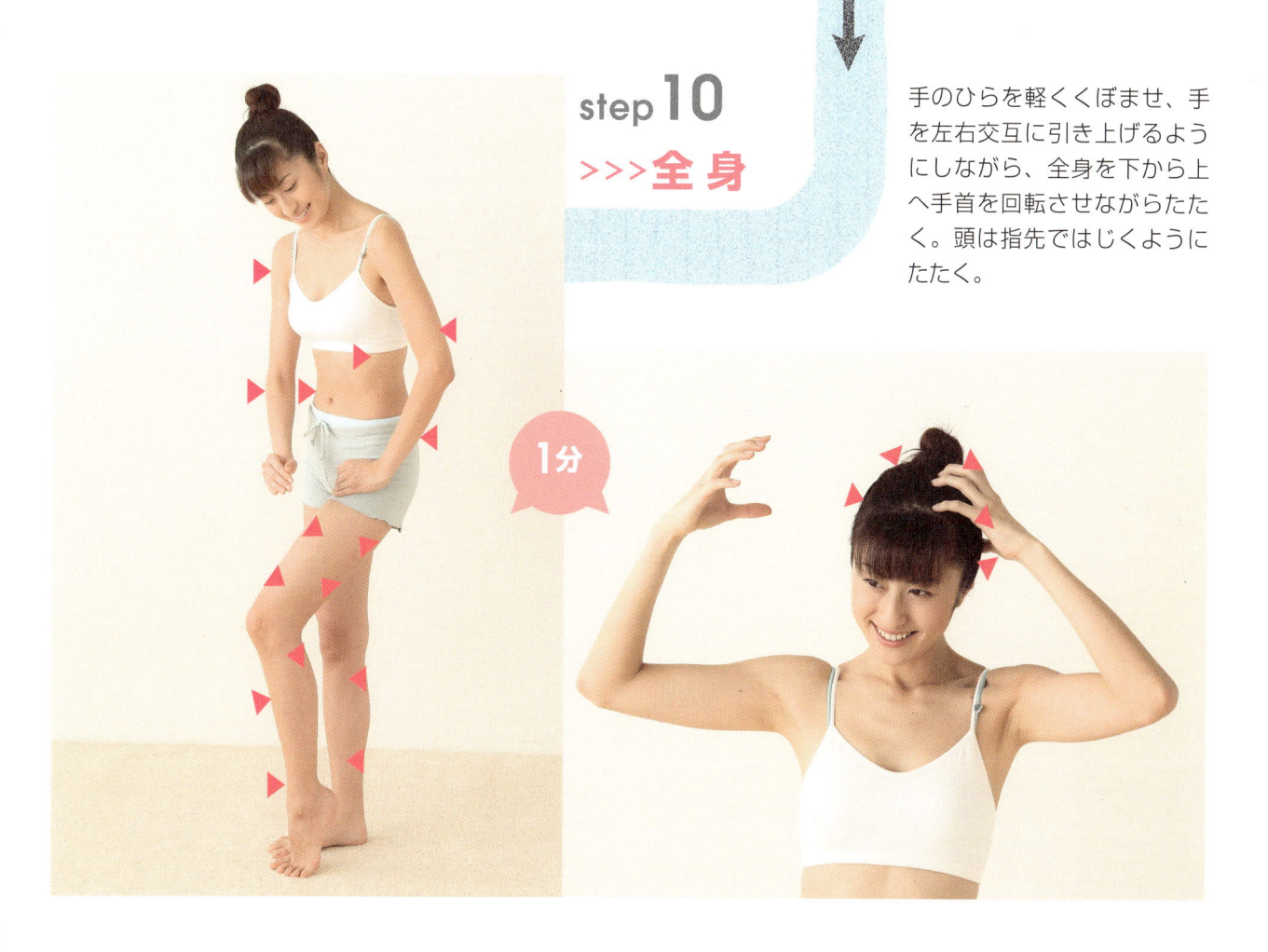

step 10
>>> 全身

1分

手のひらを軽くくぼませ、手を左右交互に引き上げるようにしながら、全身を下から上へ手首を回転させながらたたく。頭は指先ではじくようにたたく。

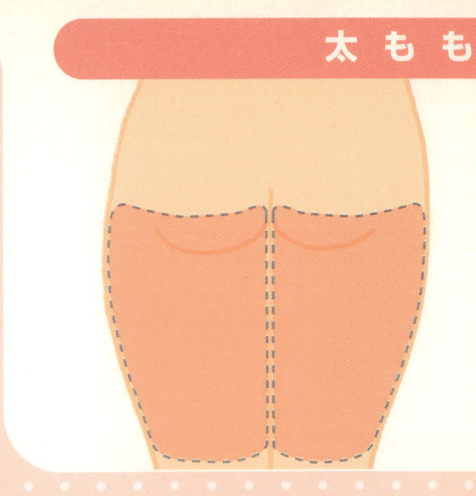

太もも

見えないからって油断しちゃダメ！
裏もも

座りっぱなしの生活は、ヒップとの境目がない、たるんだ裏ももをつくります。裏ももにセルライトがある人は、血行が悪く冷えている人が多いので、とくに押す（にぎる）、さするの動作を念入りに行なって裏ももにハリを出しましょう。

❗ こんな人に特におすすめ！
☐ ももとお尻の間に深い溝ができている
☐ ももがお尻よりも外にはみ出している
☐ お尻と太ももが一体化している

Step*1 押す（にぎる）

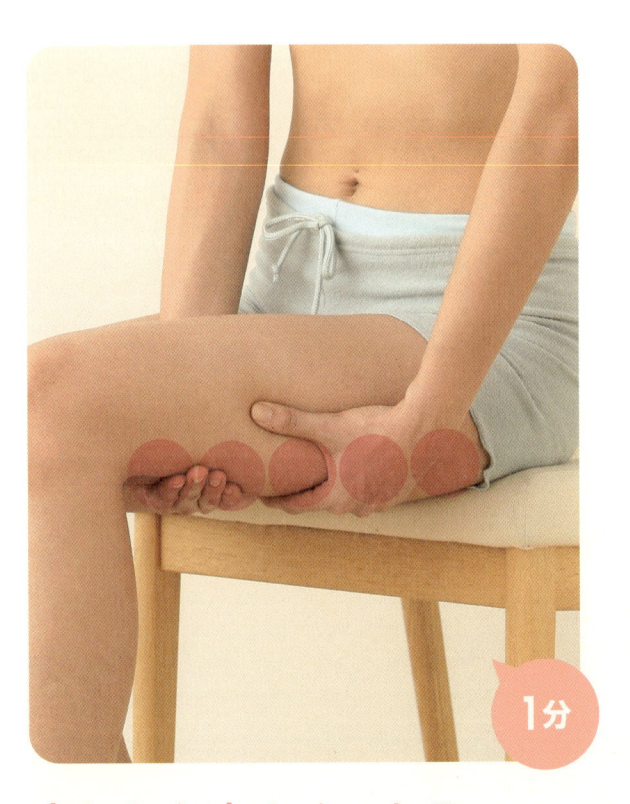

1分

裏ももを大きくつかみ圧を加えながらにぎる

イスに浅く座り、両手で裏ももを大きくつかみ、両手のひら全体で裏ももに圧を加えながらにぎる。にぎれない人は押すだけでOK。反対側も同様に。

Step*2 さする

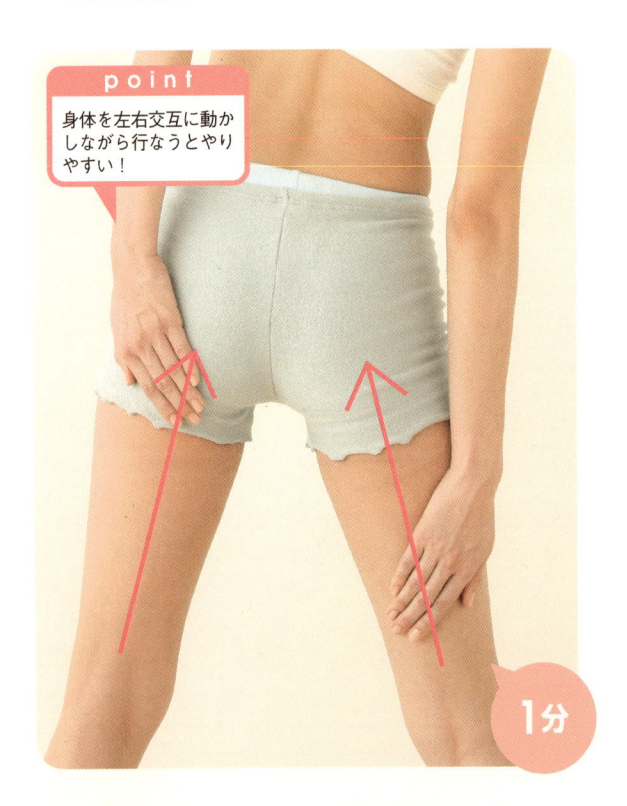

point
身体を左右交互に動かしながら行なうとやりやすい！

1分

ひざ裏の上からお尻の境目までをさすり上げる

足を肩幅に開いて立ち、ひざ裏の上に手のひらを当てる。その位置からお尻と太ももの境目まで、両手のひらで、裏もも全体をさすり上げる。

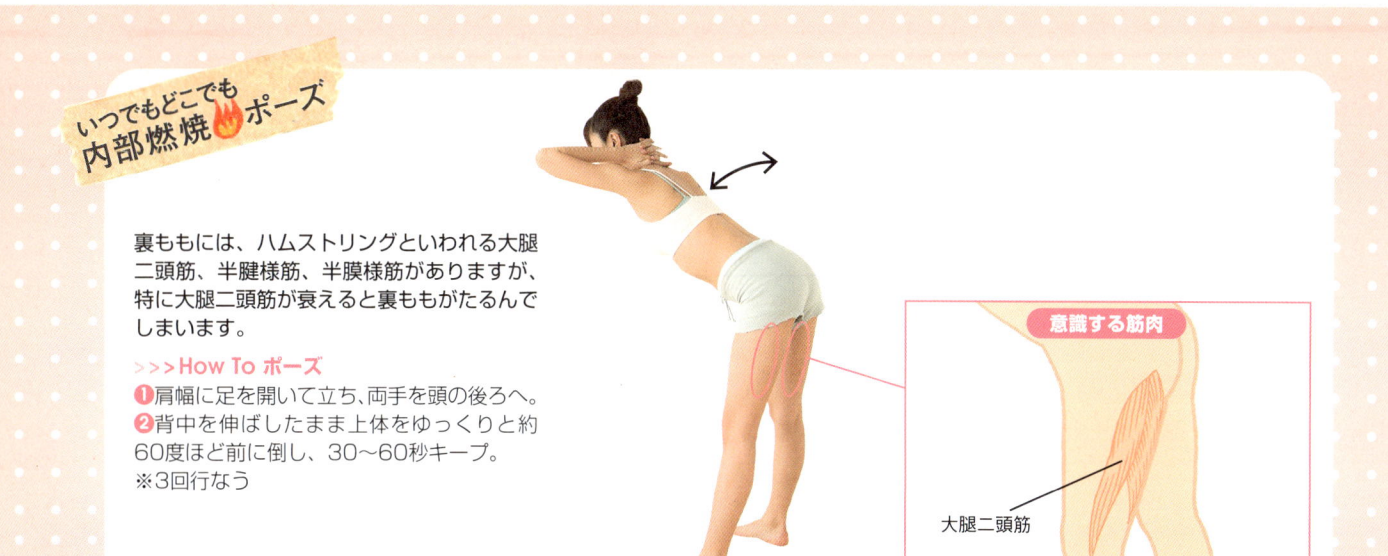

いつでもどこでも内部燃焼ポーズ

裏ももには、ハムストリングといわれる大腿二頭筋、半腱様筋、半膜様筋がありますが、特に大腿二頭筋が衰えると裏ももがたるんでしまいます。

>>> How To ポーズ
1. 肩幅に足を開いて立ち、両手を頭の後ろへ。
2. 背中を伸ばしたまま上体をゆっくりと約60度ほど前に倒し、30～60秒キープ。
※3回行なう

意識する筋肉 — 大腿二頭筋

Step*4 たたく

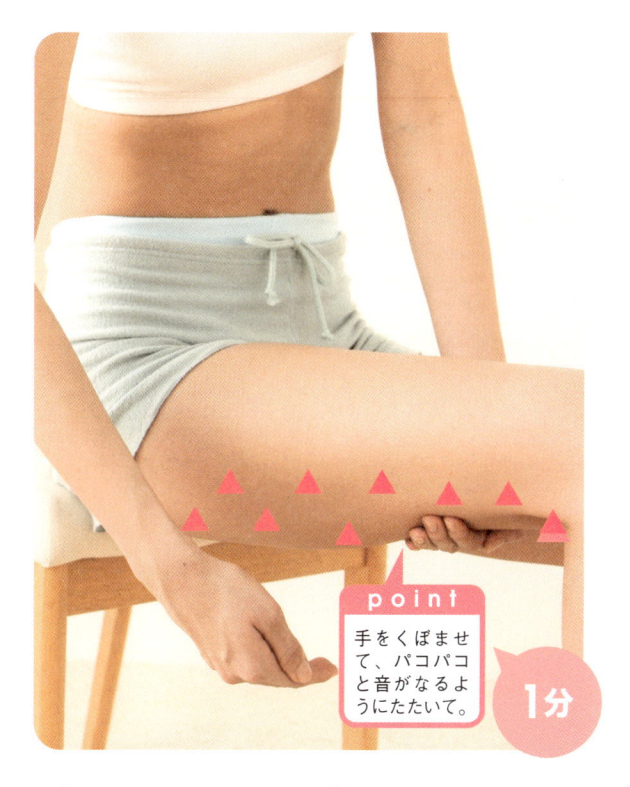

point
手をくぼませて、パコパコと音がなるようにたたいて。

1分

手のひらをくぼませ裏もも全体をたたく

手のひらの中央を軽くくぼませ、手を左右交互に動かしながら、裏もも全体をたたく。パコパコと軽く音が出るようにたたいて。反対側も同様に。

Step*3 もむ

1分

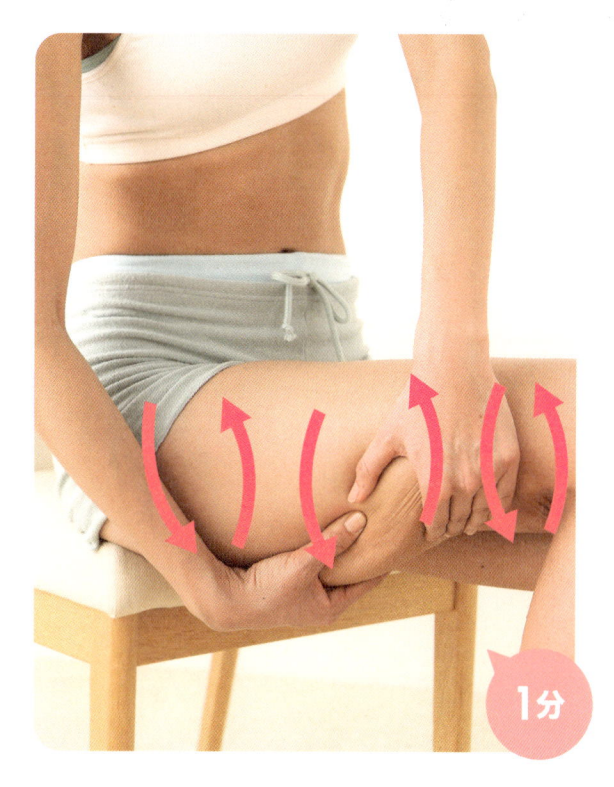

裏ももをタオルをしぼるようにもみほぐす

イスに浅く座り、脚の外側から裏ももを両手でつかみ、両手を互い違いに動かしながら、タオルをしぼるようにもみほぐす。反対側も同様に。

太もも

プヨプヨな内ももにはもうオサラバ！
内もも

太ももの内側は、普段あまり使われない部分。そのぶん、余分な水分やお肉がたまってたるみやすいところでもあります。マッサージで余分な水分を排泄し、内部燃焼ポーズで引き締めれば、みるみる効果が実感できますよ！

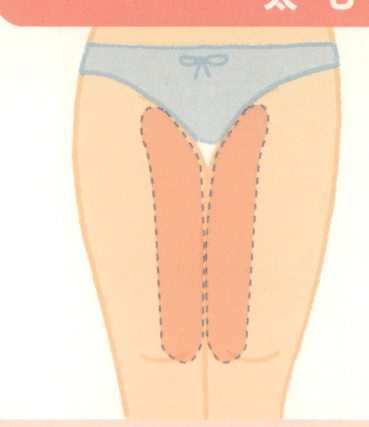

❗ こんな人に特におすすめ！
- ☐ 気がつくとズボンの内側がすれている
- ☐ またずれができやすい
- ☐ 内ももが赤くなっているまたは黒ずんでいる

Step*1 押す（にぎる）

1分

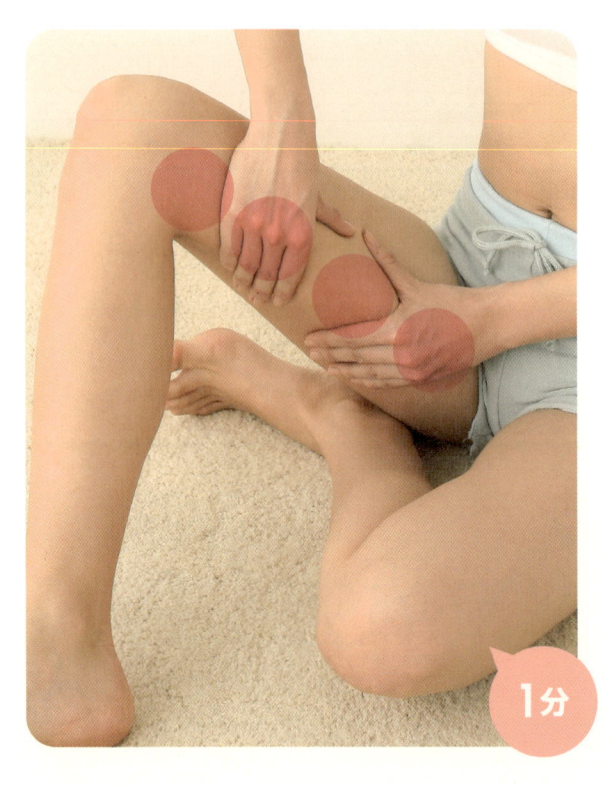

**内ももを大きくつかんで
まんべんなくにぎる**

内ももをにぎりやすいように、脚を開いて座る。内ももに両手をそえ、圧を加えながらまんべんなくにぎっていく。反対側も同様に。

Step*2 さする

1分

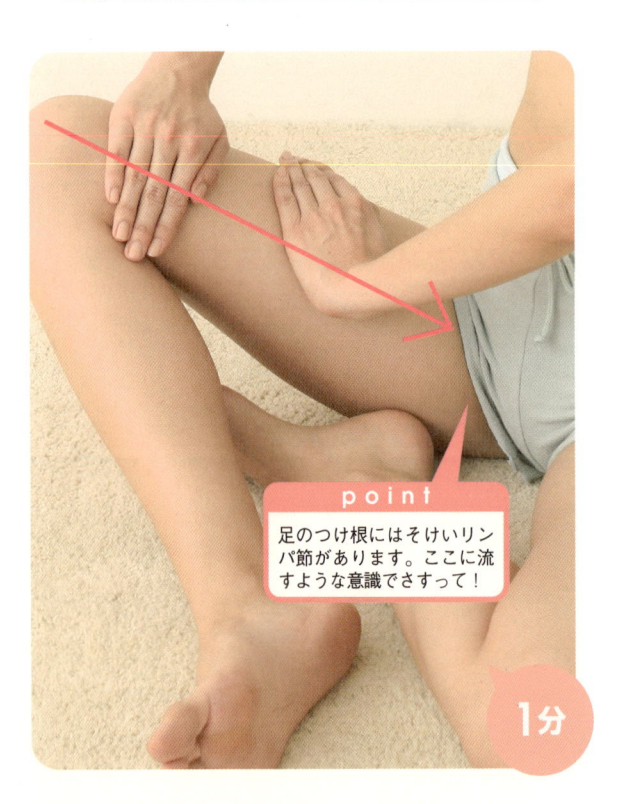

point
足のつけ根にはそけいリンパ節があります。ここに流すような意識でさすって！

**ひざ上からそけい部まで
内もも全体をさする**

ひざ上に手のひらを当てる。手を左右交互に動かしながら、そけい部に向かって、内もも全体を手のひらでさすり上げる。反対側も同様に。

いつでもどこでも 内部燃焼ポーズ

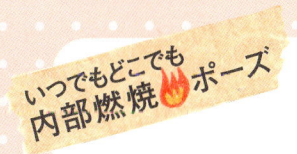

内もものなかでもっとも大きな筋肉、大内転筋を刺激します。曲げた内ももに力が入っているのを意識しながら行なって。

>>> How To ポーズ
① 足を広めに開いて立ち、そけい部に手を当てる。
② 左足先を外側に向けてひざを曲げ、体重をのせて30秒キープ。
※反対側も同様に左右各3回行なう

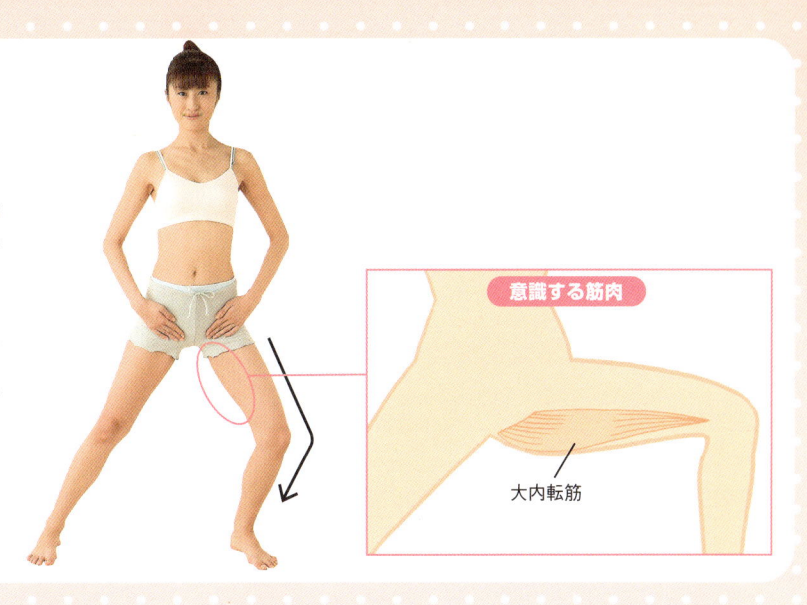

意識する筋肉 — 大内転筋

Step*4 たたく

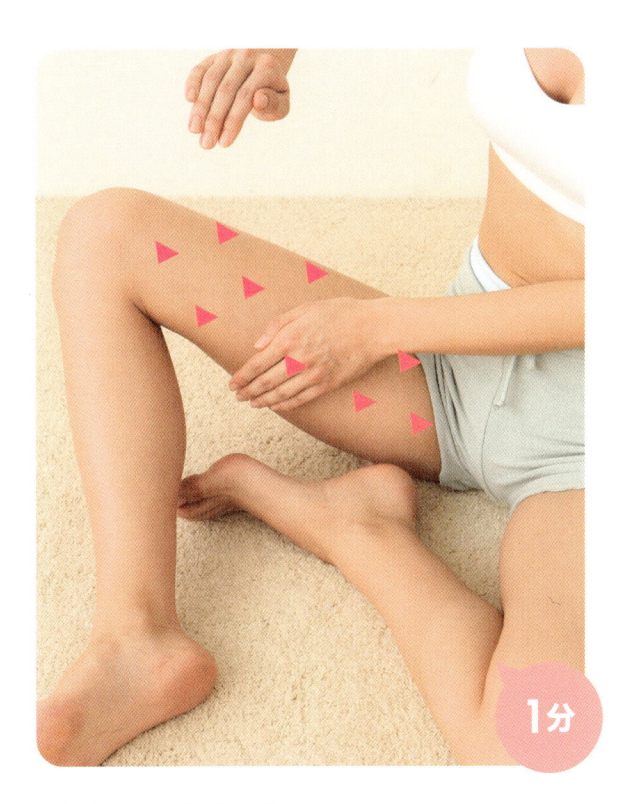

1分

内もも全体を まんべんなくたたく

手のひらの中央を軽くくぼませ、手を左右交互に動かしながら、内もも全体をリズミカルにたたく。まんべんなくたたいたら、反対側も同様に。

Step*3 もむ

point 内ももはやさしく、大きくつかむのがコツ！

1分

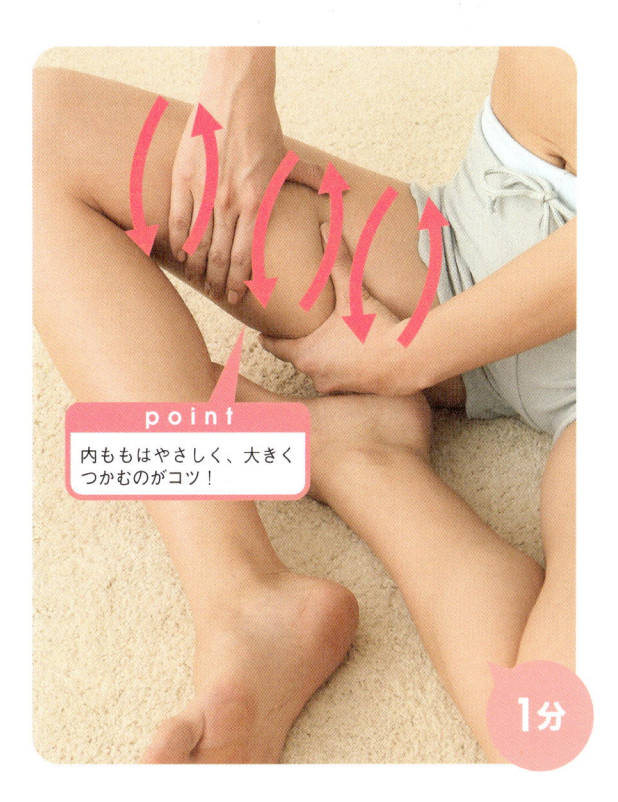

内ももをつかんだ手を 左右交互に動かしてもむ

内ももを両手のひらで大きくつかむ。手を左右交互に動かしながら、内もも全体をもみほぐす。反対側も同様に。

太もも

なんだかたくましいももになってない？
前もも

前ももが盛り上がっているのは、筋肉疲労などのこりの蓄積が原因。そこで、押す（にぎる）ときにしっかり体重をかけて、よくもみほぐすのがポイント！マッサージで前側の張り出しをスッキリさせましょう！

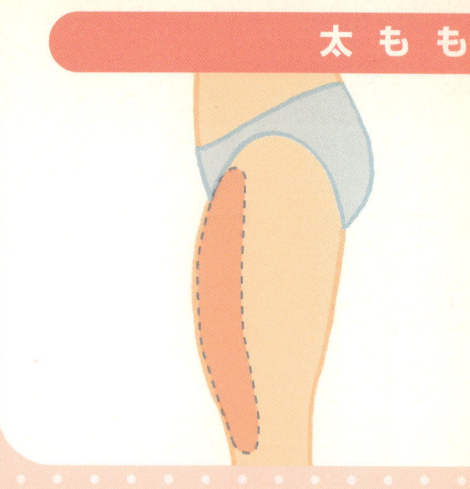

! こんな人に特におすすめ！
- □ パンツがパツパツになってしまう
- □ 太ももがたくましいといわれる
- □ ひざのお皿がお肉にうもれている

Step*2 さする

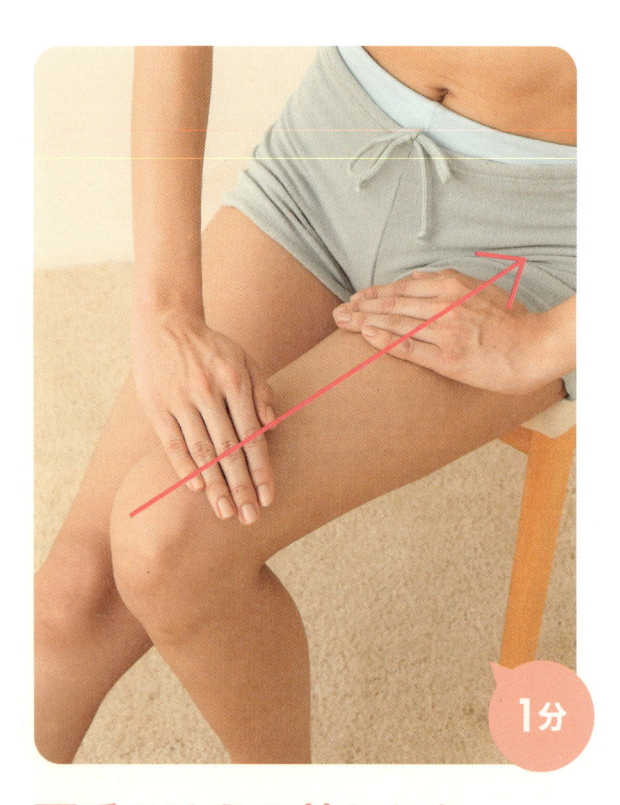

1分

両手のひらで前ももをさすり上げる

ひざ上に両手のひらを当てる。その位置からそけい部まで、手を左右交互に動かしながら、前ももをさすり上げる。反対側も同様に。

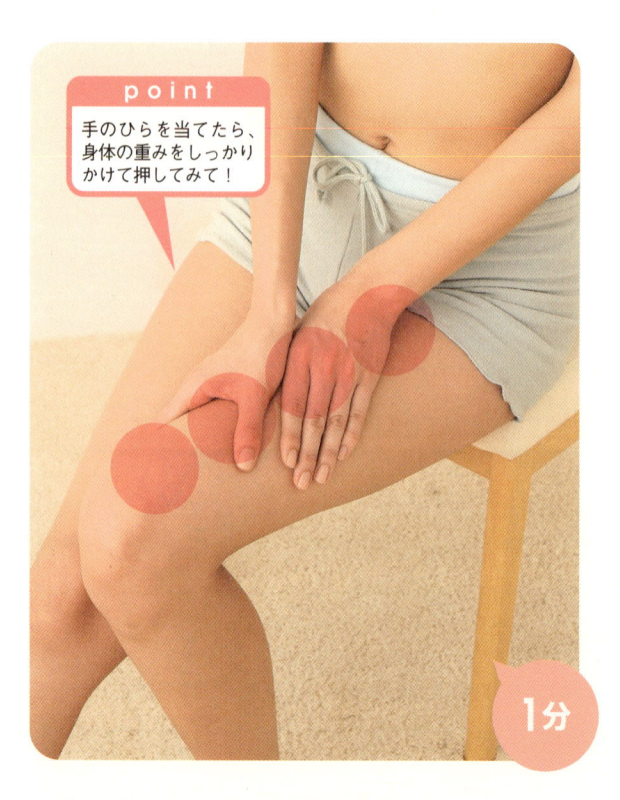

Step*1 押す（にぎる）

point 手のひらを当てたら、身体の重みをしっかりかけて押してみて！

1分

手のひらに体重をのせて前もも全体を押す

イスに浅く腰かける。太ももの前側を両手のひらでにぎり、手のひらに体重をのせながら前もも全体をまんべんなく押す。反対側も同様に。

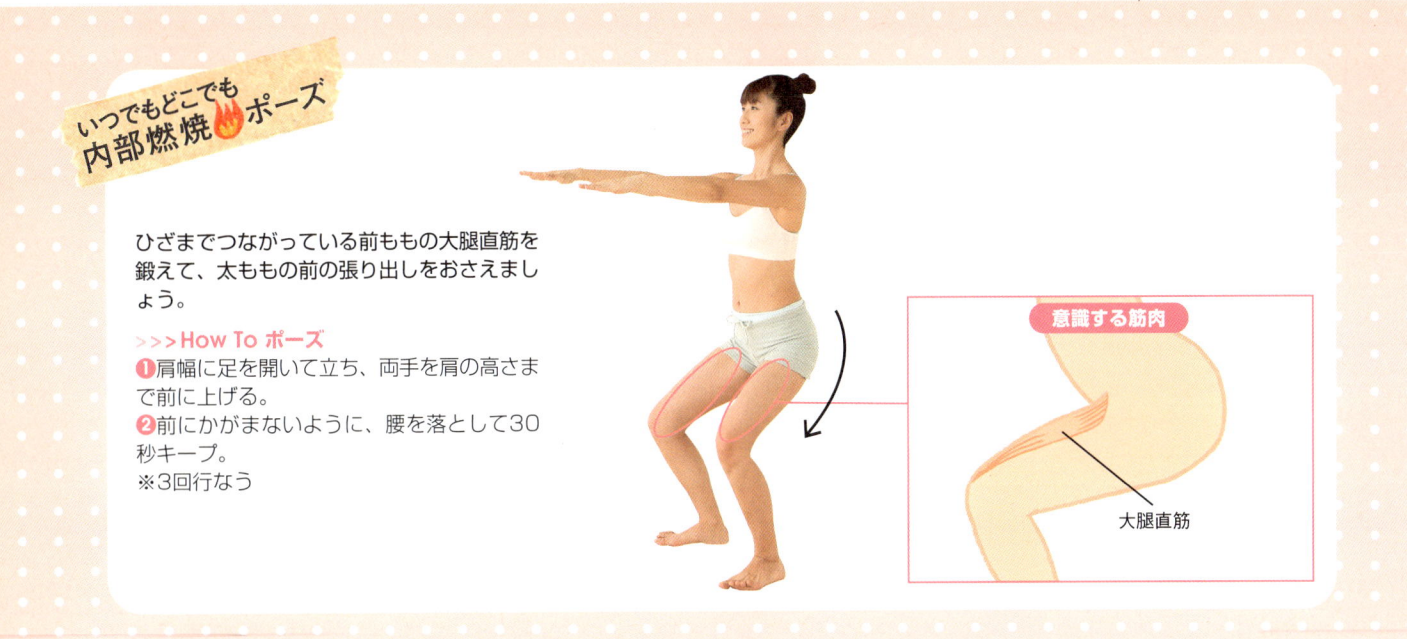

いつでもどこでも 内部燃焼🔥ポーズ

ひざまでつながっている前ももの大腿直筋を鍛えて、太ももの前の張り出しをおさえましょう。

>>> How To ポーズ
❶ 肩幅に足を開いて立ち、両手を肩の高さで前に上げる。
❷ 前にかがまないように、腰を落として30秒キープ。
※3回行なう

意識する筋肉 — 大腿直筋

Step*4 たたく

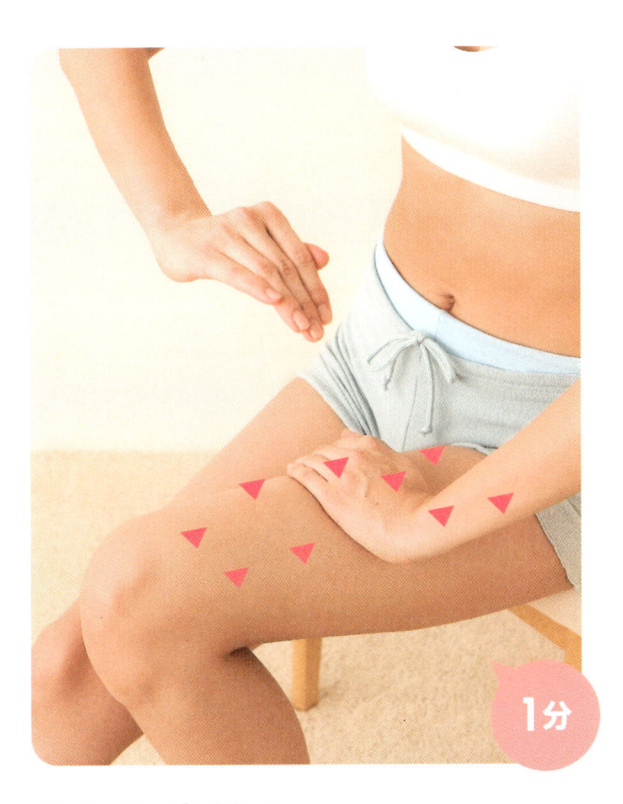

1分

前もも全体を リズミカルにたたく

手のひらの中央を軽くくぼませ、手を左右交互にリズミカルに動かしながら、ひざ上からそけい部まで、前もも全体をたたく。反対側も同様に。

Step*3 もむ

point
大きくつかんで、その場所が温かくなるまで行なってみて！

1分

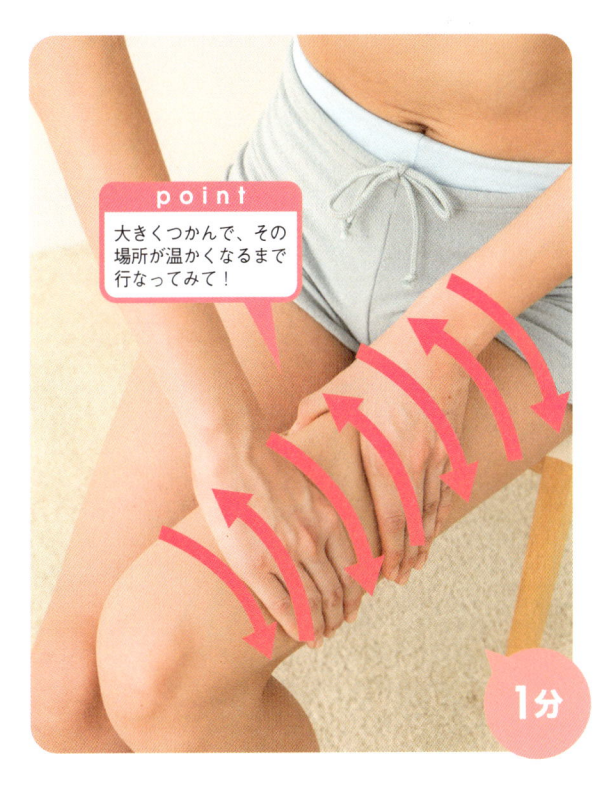

手を左右交互に動かして 前ももをもみほぐす

前ももを上から両手でつかむ。手を互い違いに動かし、手の位置を少しずつずらしながら、前ももをまんべんなくもみほぐす。反対側も同様に。

太もも

横にせり出していたらもうヤバイ！
外もも

太ももの外側は本来あまりお肉がつかないところ。
にもかかわらずそこが張り出しているのは、
お尻のたるみや筋肉にこりがたまっているのが原因です。
少し強めの力を加えてマッサージを行なうのがポイントです！

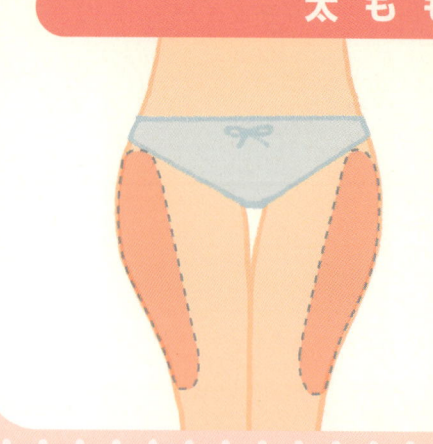

❗ こんな人に特におすすめ！
- 下半身がアンバランスに太く見える
- ショートパンツはもう履けない
- タイトスカートが入らない

Step*2　さする

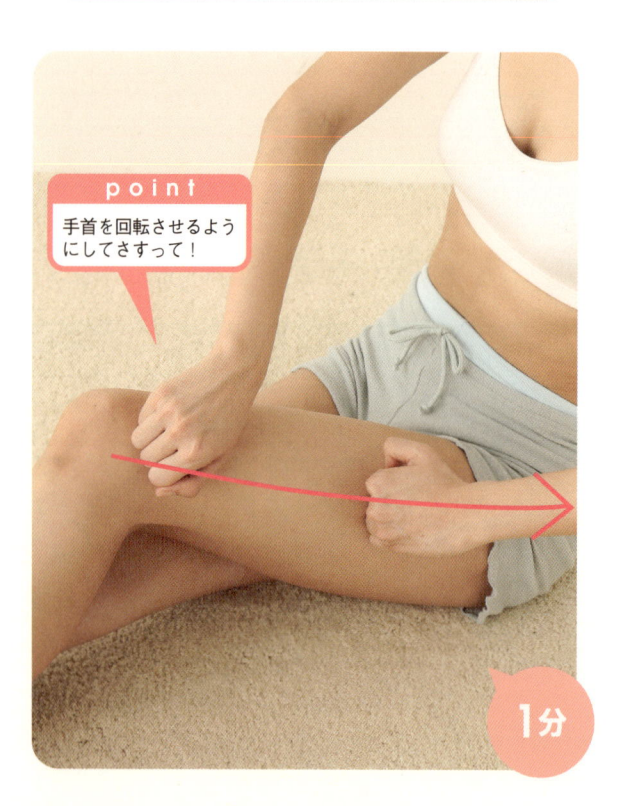

point：手首を回転させるようにしてさすって！

1分

にぎりこぶしを使って外ももをさする

両手でにぎりこぶしをつくり、外ももに当てる。にぎりこぶしを滑らせるように、脚のつけ根に向かって外ももをさする。反対側も同様に。

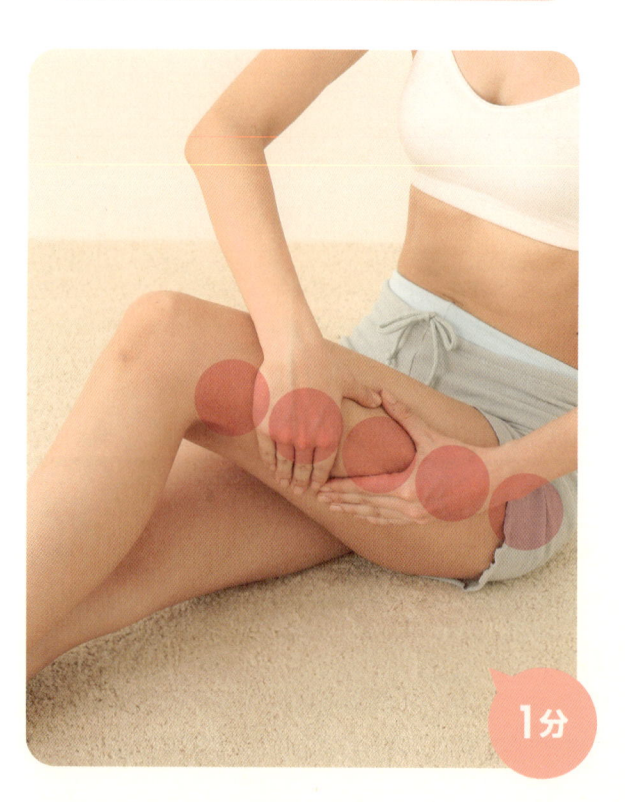

Step*1　押す（にぎる）

1分

つかんでは離して外もも全体を押す

片ひざを立てて床に座る。両手で太ももの外側を大きくにぎり、つかんでは離す動作を繰り返しながら、外もも全体をにぎって押す。反対側も同様に。

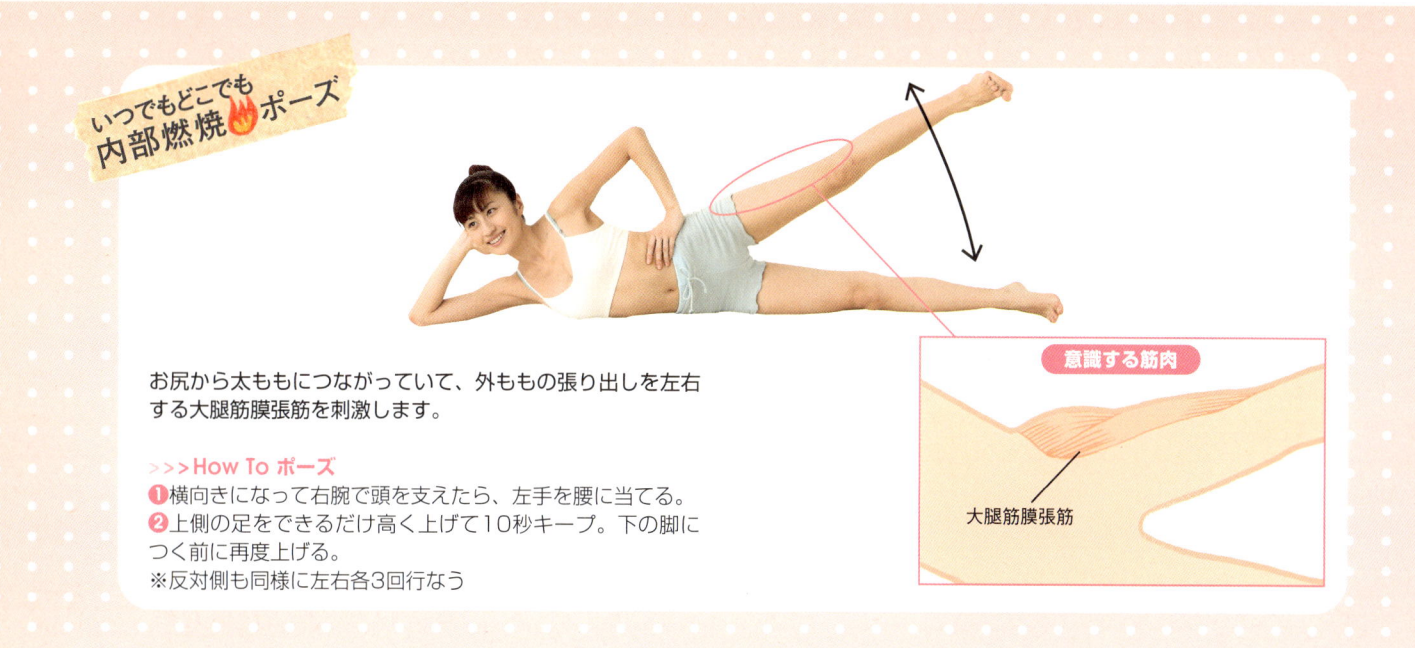

いつでもどこでも 内部燃焼🔥ポーズ

お尻から太ももにつながっていて、外ももの張り出しを左右する大腿筋膜張筋を刺激します。

>>> How To ポーズ
① 横向きになって右腕で頭を支えたら、左手を腰に当てる。
② 上側の足をできるだけ高く上げて10秒キープ。下の脚につく前に再度上げる。
※反対側も同様に左右各3回行なう

意識する筋肉
大腿筋膜張筋

Step*4 たたく

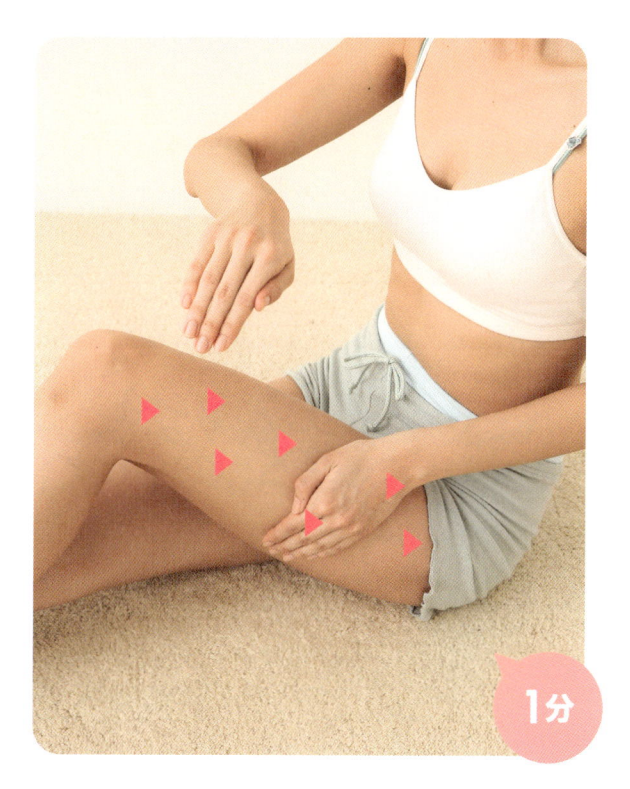

1分

外ももをまんべんなく たたく

手のひらの中央を軽くくぼませ、外ももに当てる。左右の手を交互にリズミカルに動かしながら、外ももをまんべんなくたたく。反対側も同様に。

Step*3 もむ

point
手をすべらせるように、まんべんなくもんでね！

1分

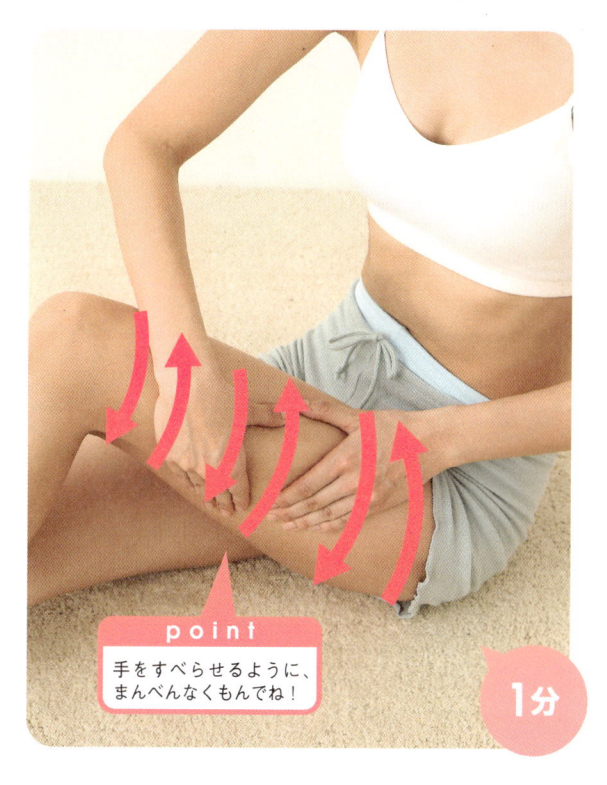

左右交互に手を動かし 外ももをもみほぐす

両手のひらで外ももをつかむ。タオルをしぼるように、左右の手を互い違いに動かしながら、つかんだ外ももをまんべんなくもみほぐす。反対側も同様に。

お尻

それお尻？ それとも太もも？
お尻と太ももの境界部分

ふだんからあまり歩かない人ほど、お尻の筋肉が衰えています。するとお尻がどんどん垂れ、太ももとの境目がないタレ尻に！むくみ、冷えも大敵なので、マッサージでお尻を温めて！

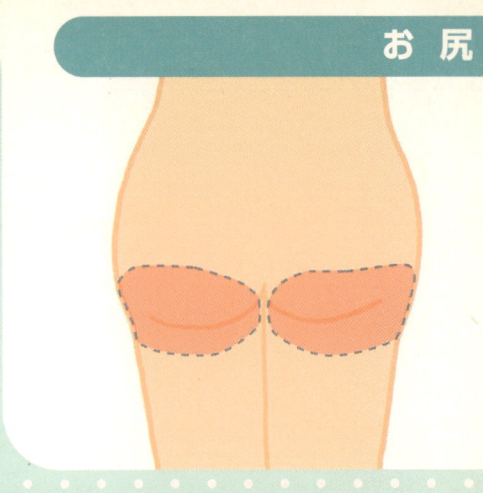

! こんな人に特におすすめ！
- ショーツがお肉に食い込んでしまう
- お尻がのっぺりしてたるんでいる
- 太ももの上にお尻がのっかっている

Step*2 さする

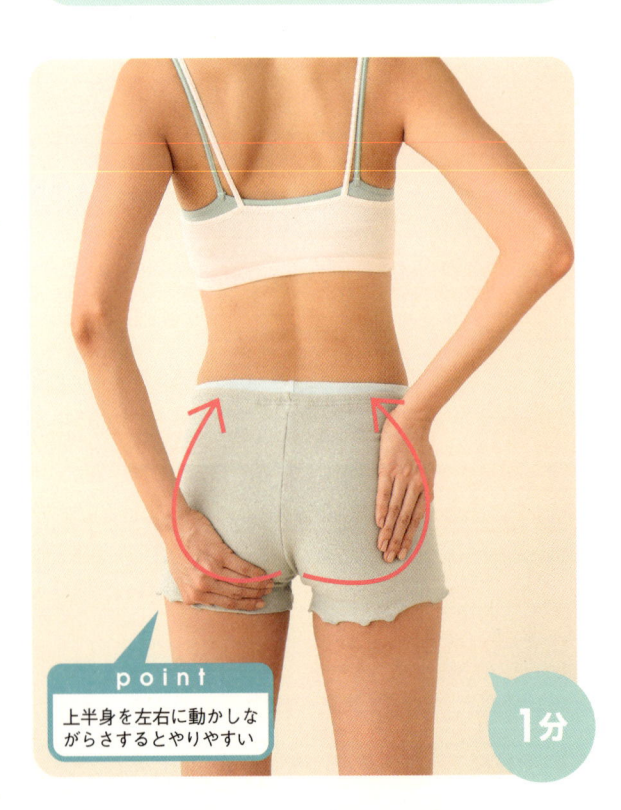

point
上半身を左右に動かしながらさするとやりやすい

1分

お尻を持ち上げるようにさすり上げる

両手のひらを太ももとお尻の境界部分に当てる。垂れたお尻を持ち上げるように、ヒップラインに沿ってお尻の外側を腰までさすり上げる。

Step*1 押す（にぎる）

1分

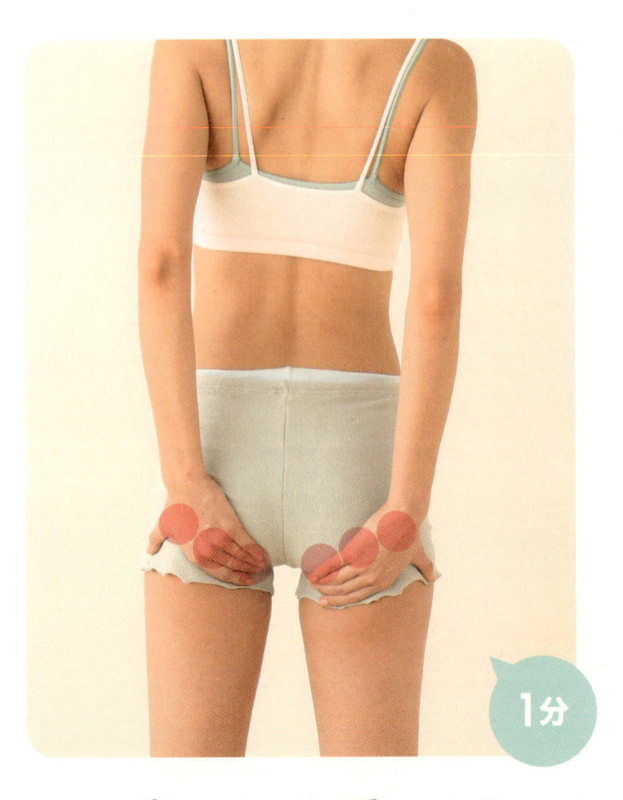

ヒップラインを手のひらでにぎって押す

両手のひらを太ももとお尻の境界部分に当てる。両手でお尻のお肉をつかんでは離すをくり返して、ヒップライン全体をにぎりながら押す。

いつでもどこでも 内部燃焼🔥ポーズ

ヒップをキュッと持ち上げる大殿筋を鍛えます。お尻と太ももの境界部分に力が入っているのを意識しながら行なってみて。

>>> How To ポーズ
① 両腕を胸の前で組み、脚をそろえて立つ。
② 左足を後ろにひき、つま先だけ床につけて30～60秒キープ。
※反対側も同様にして左右各3回行なう

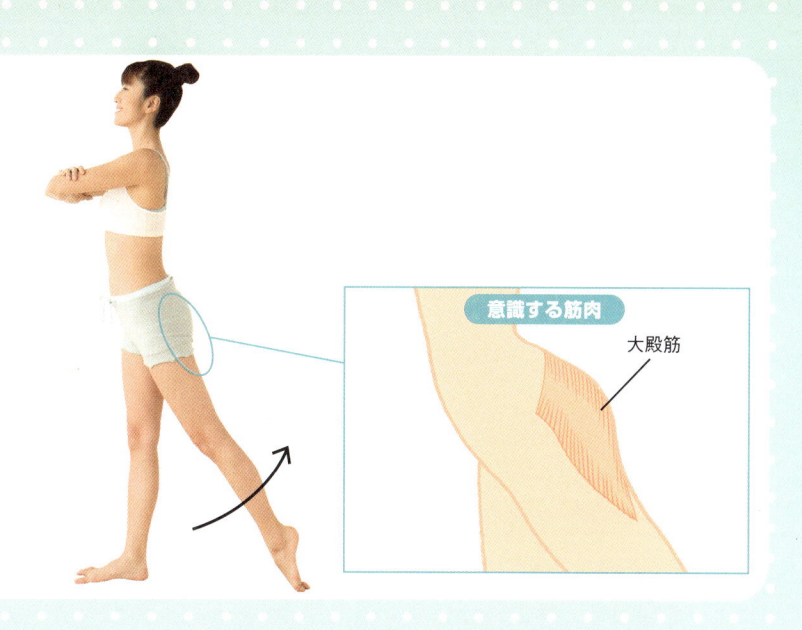

意識する筋肉　大殿筋

Step*4　たたく

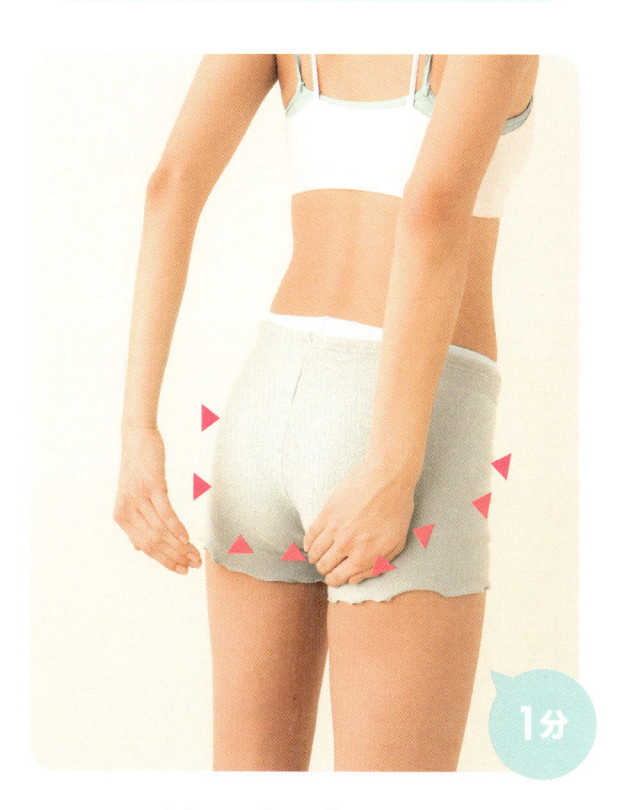

1分

お尻を持ち上げるように ヒップラインをたたく

手のひらの中央を軽くくぼませ、ヒップラインに当てる。お尻のお肉を下から上へ持ち上げるように、ヒップラインをまんべんなくたたく。

Step*3　もむ

point
冷えた部分はもんで温めると効果UP！

1分

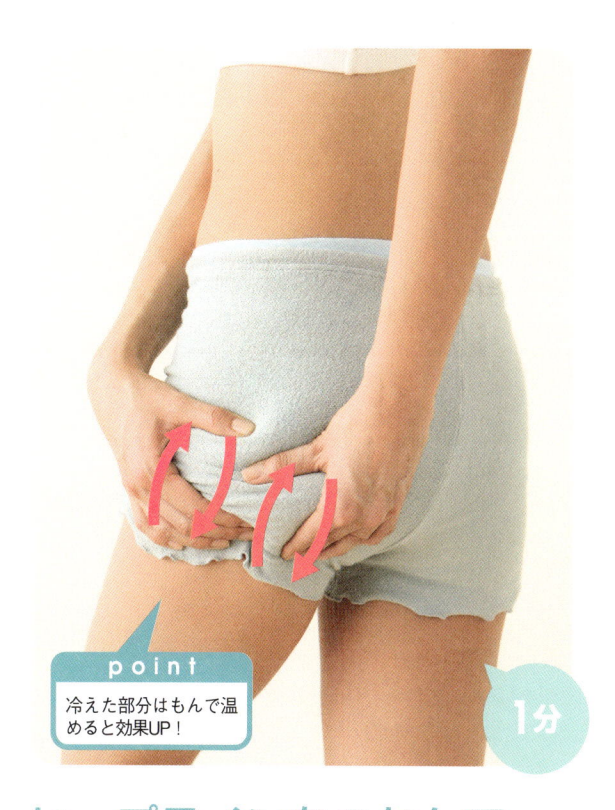

ヒップラインをつかんで もみほぐす

両手で片側のお尻のヒップラインをつかむ。つかんだ手を互い違いに動かしながら、ヒップライン全体をもみほぐす。反対側のお尻も同様に。

お尻

ぺちゃ尻＆タレ尻なんてサイアク〜！
お尻のふくらみ部分

キュッと上向きになったお尻が理想的。座ったままの生活が続くと、お尻がぺたんこになり、丸みがなくなってしまいがち。マッサージでプリッとした桃尻を目指しましょう。

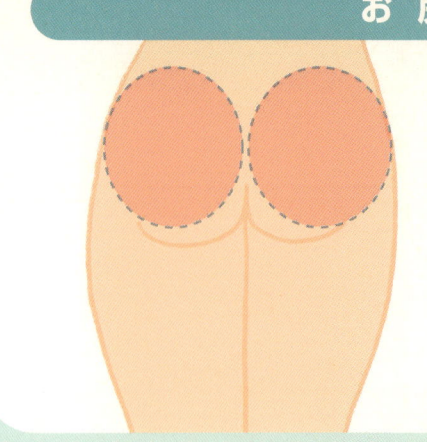

！ こんな人に特におすすめ！
- お尻が大きいといわれる
- ズボンがお尻でつっかえる
- 似合うかわいいパンツが見つからない

Step*2 さする

point：上体を少し前に倒すとさすりやすい！

1分

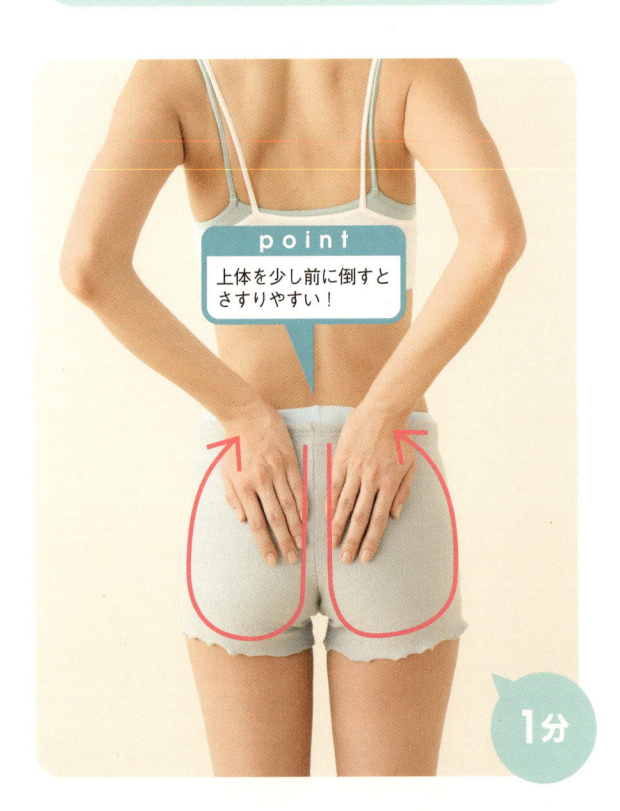

ヒップラインに沿ってお尻をさすり上げる

腰の中央に両手のひらを当て、お尻の中央から下までさすり、次にヒップラインに沿って、お尻の理想的な形を描きながらヒップラインをさすり上げる。

Step*1 押す（にぎる）

1分

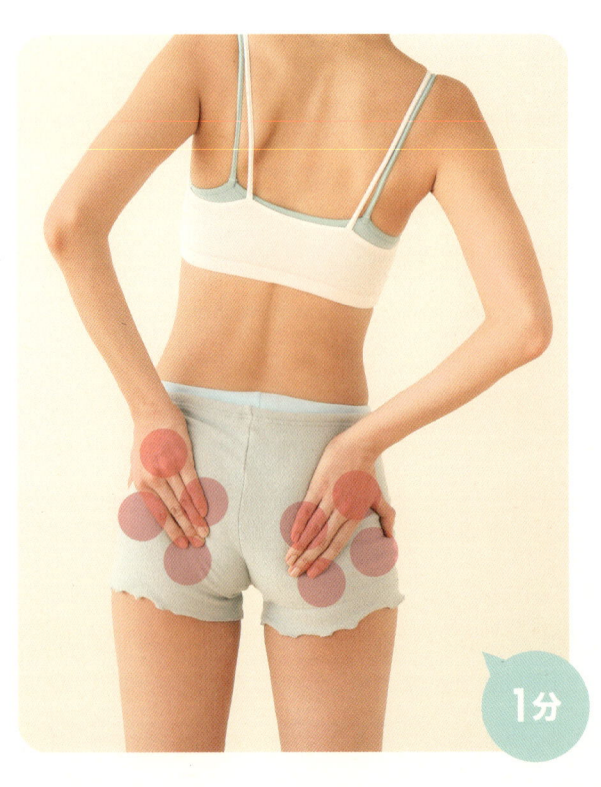

お尻のふくらみ全体をにぎりながら押す

お尻の中央に両手のひらを当てる。お尻をにぎっては離すようにしながら、お尻のふくらみ全体をまんべんなくにぎりながら押す。

いつでもどこでも 内部燃焼🔥ポーズ

お尻の丸みをつくる中殿筋を中心としたお尻の殿筋群を鍛えれば、キュッと上向きのお尻に。お尻の中央に力を入れるように意識して行なって。

>>> **How To ポーズ**
① 両腕を胸の前で組んで立つ。
② 右足を大きく横に出してつま先だけ床につけ、30秒キープ。
※反対側も同様にして左右各3回行なう

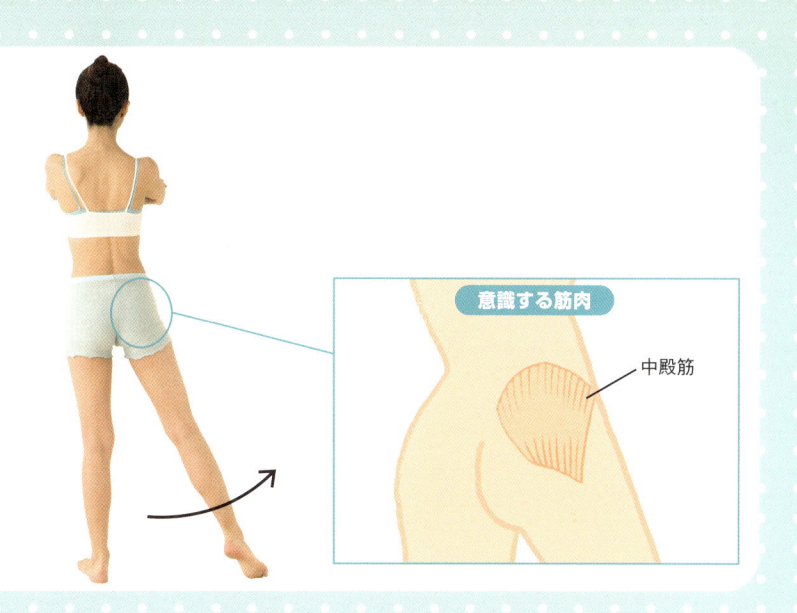

意識する筋肉 — 中殿筋

Step*4 | たたく

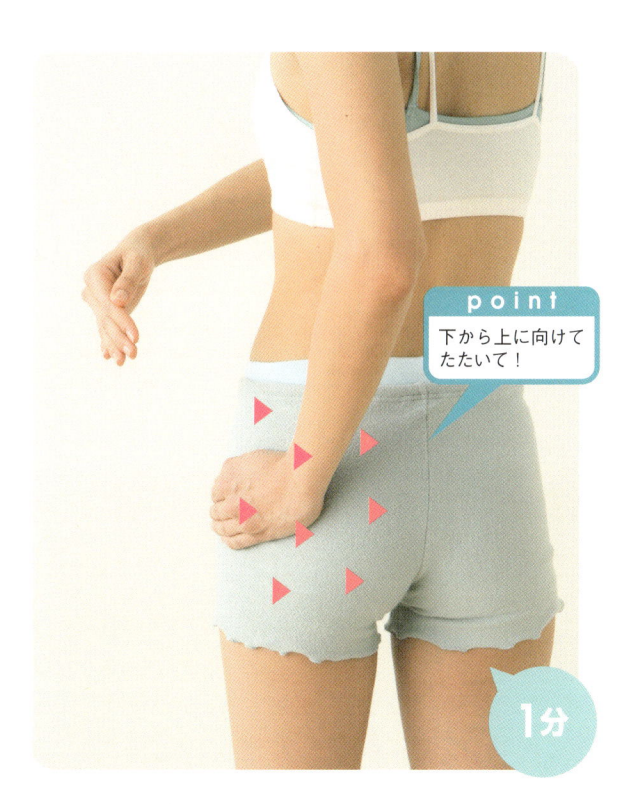

point 下から上に向けてたたいて！

1分

お尻の外側から中央をまんべんなくたたく

手のひらの中央を軽くくぼませ、お尻の外側から中央をまんべんなくたたく。お尻の冷えているところやたるんでいる部分は特に念入りに！

Step*3 | もむ

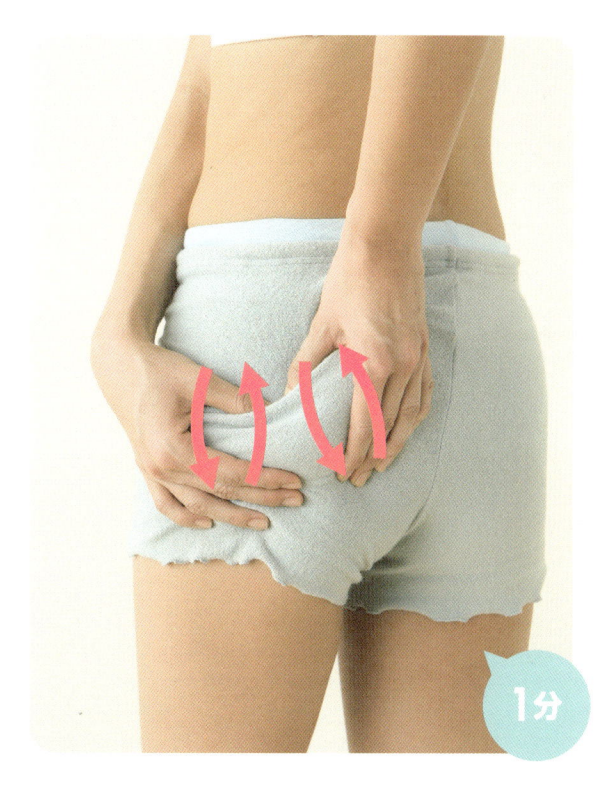

1分

お尻のふくらみをつかんでもみほぐす

片側のお尻のふくらみを両手のひらでつかむ。お尻をつかんだまま、手を互い違いに動かしながら、お尻の中央へ向かってもみほぐす。反対側も同様に。

お腹

ぽっこりお腹はオンナの恥！
下腹（おへその下）

姿勢が悪い、冷え性、婦人科系のトラブルがある、内臓が下垂している…。下腹が出る原因はさまざまですが、どのタイプもマッサージで下腹の流れをよくして、内臓機能を活性化することで、下腹が引き締まってきます。

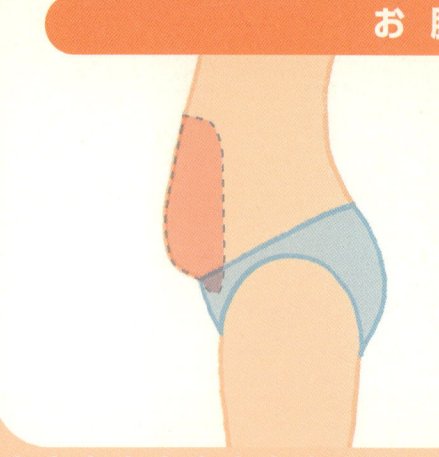

！ こんな人に特におすすめ！
- ☐ 家ではゴムのパンツを履いている
- ☐ ショーツの上にお肉がのっている
- ☐ 下腹とヒップがだいたい同じサイズ

Step*2 さする

1分

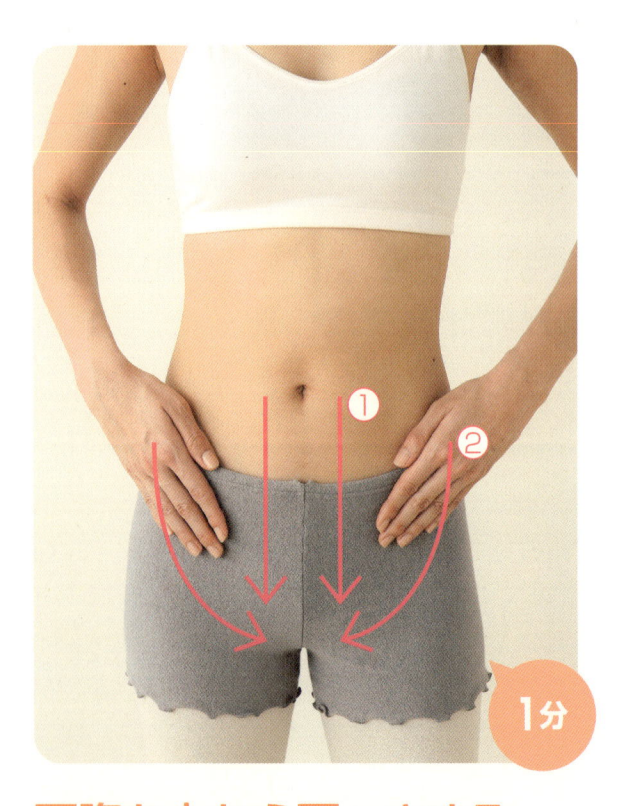

**下腹を上から下へさする
そけい部をさする**

①両手のひらをへその横にあてて、そけい部に向かって下腹を上から下にさする。②腰に手を当て、外側から中央へそけい部をさする。

Step*1 押す（にぎる）

1分

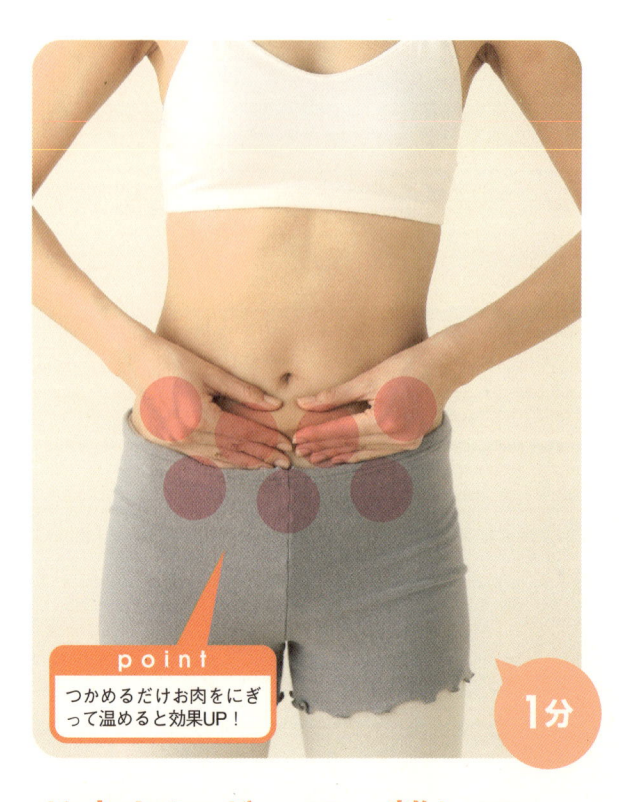

point
つかめるだけお肉をにぎって温めると効果UP！

**お肉をにぎって、離して
下腹全体を押す**

足を軽く開いて立ち、親指とそのほかの4本の指で下腹のお肉をにぎる。にぎっては離すを繰り返しながら、下腹全体をまんべんなく押す。

いつでもどこでも内部燃焼🔥ポーズ

お腹を縦に走る筋肉、腹直筋の下部を鍛えて下腹を引き締めます。

>>> **How To ポーズ**
❶ひざを立ててあお向けになり、両手を頭の後ろで組む。
❷おへそをのぞきこむように頭を上げて10秒キープしたらゆっくりと下ろし、床につく前に再び起こす。
※3回行なう

意識する筋肉 — 腹直筋

Step*4 たたく

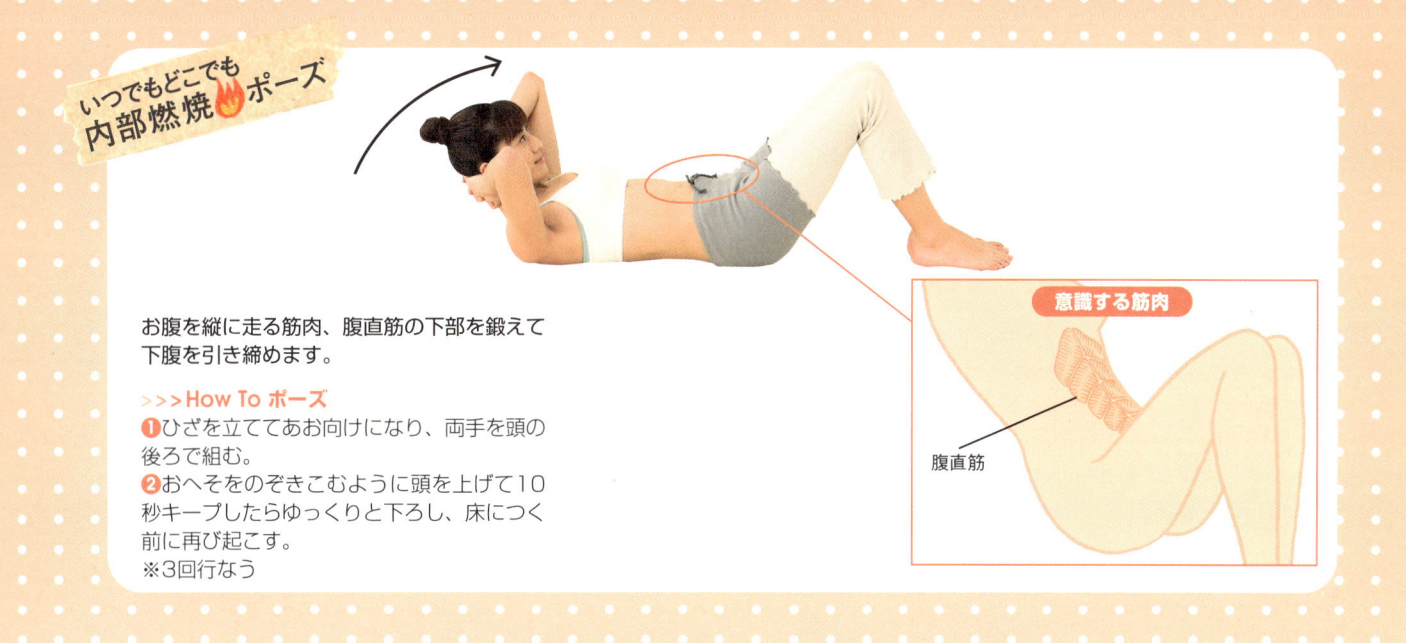

1分

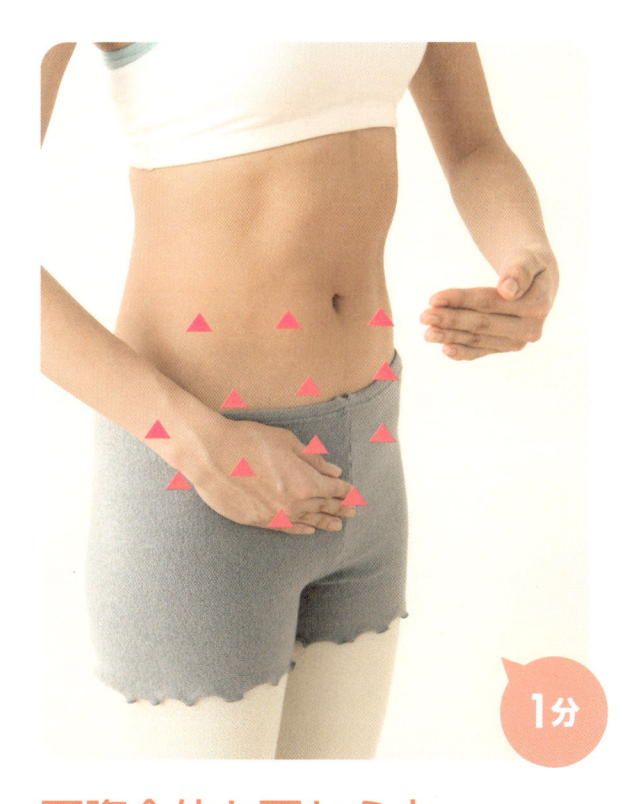

下腹全体を下から上へ持ち上げるようにたたく

手のひらの中央を軽くくぼませ、手を左右交互に動かしながら、下腹全体をまんべんなくたたく。お肉を下から上に持ち上げるようにたたくのがコツ。

Step*3 もむ

point
斜めににぎるのも効果的。下腹全体をまんべんなくもんで！

1分

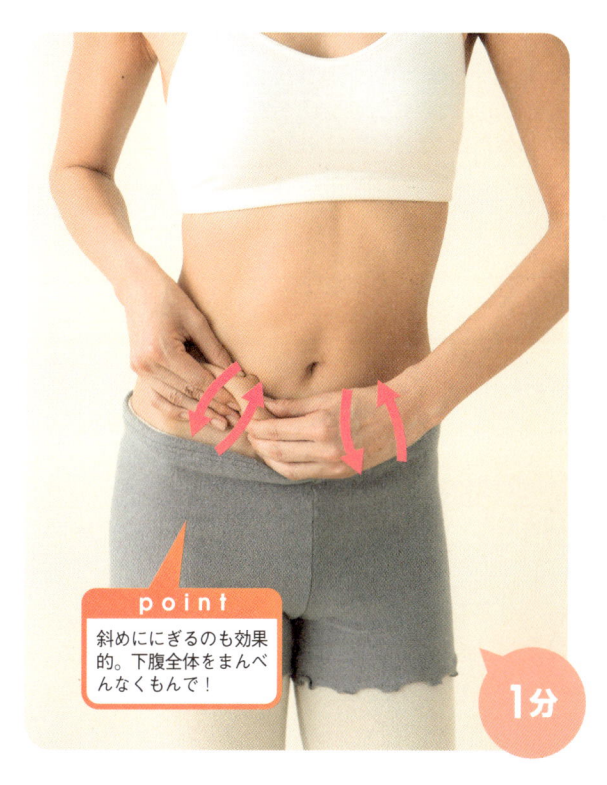

下腹のお肉をつかんで全体をもみほぐす

下腹を親指とそのほかの4本の指で大きくつかみ、タオルをしぼるように手を交互に動かす。手の位置をずらしながら下腹全体をもみほぐす。

お腹

パンツにお肉がのってない？
わき腹（サイドの肉）

ウエストを中心としたわき腹は、骨がないために太るとすぐにお肉がついてしまいます。
でも逆にいえば、やせやすい場所でもあります。
1回のマッサージで、1〜2cmのサイズダウンはカンタン！

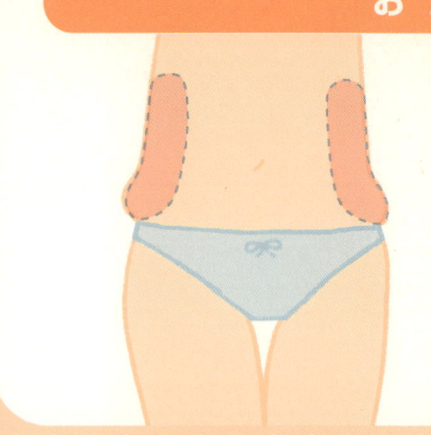

⚠️ **こんな人に特におすすめ！**
☐ くびれが見つからない
☐ ビキニ姿は誰にも見せられない
☐ 以前よりも外にラインが膨らんでいる

Step*2 さする

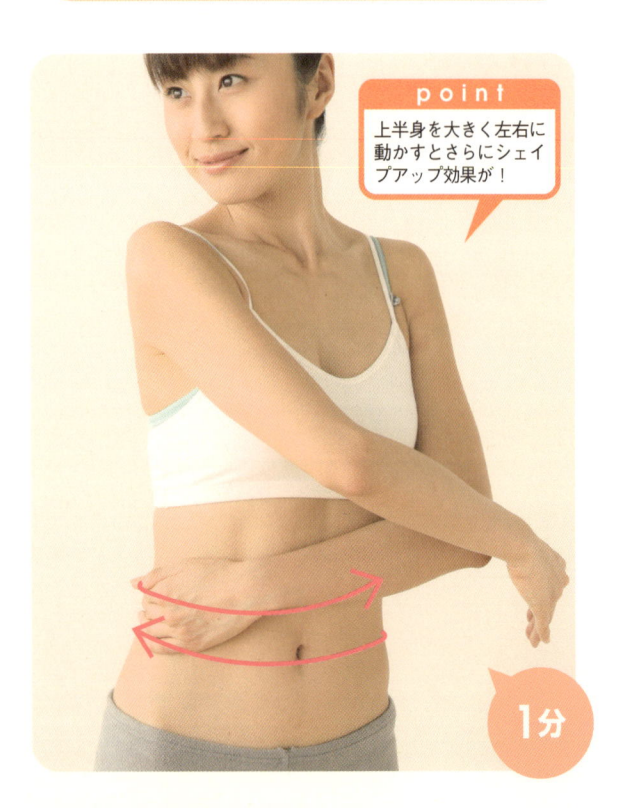

point
上半身を大きく左右に動かすとさらにシェイプアップ効果が！

1分

お肉を集めるように わき腹をさする

右手を左のわき腹に当て、お肉を集めるように右わき腹に向かってさする。左手は右わき腹から左わき腹へ、左右交互に手を動かしながらさする。

Step*1 押す（にぎる）

1分

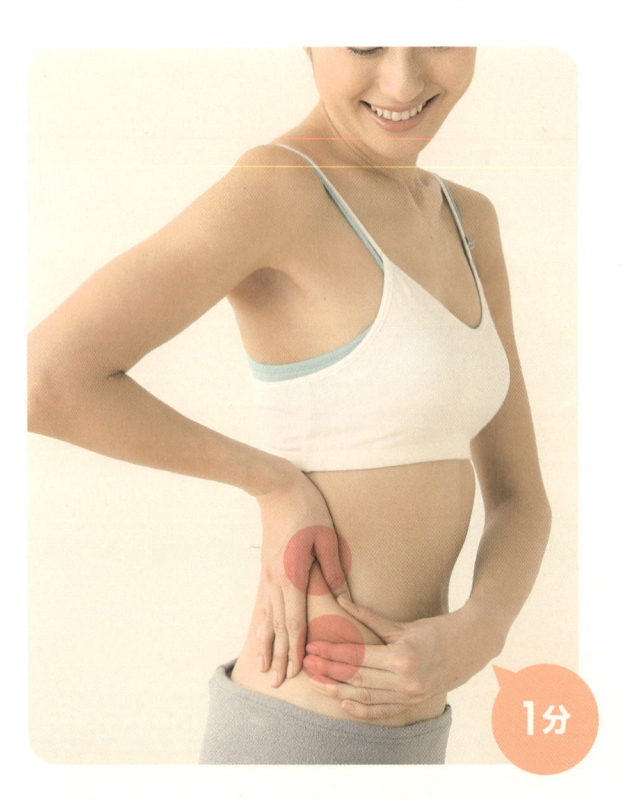

お肉をにぎって、離して わき腹全体を押す

わき腹のお肉を両手で大きくつかみ、にぎったり、離したりしながら、わき腹全体をにぎり押す。反対のわき腹も同様に。

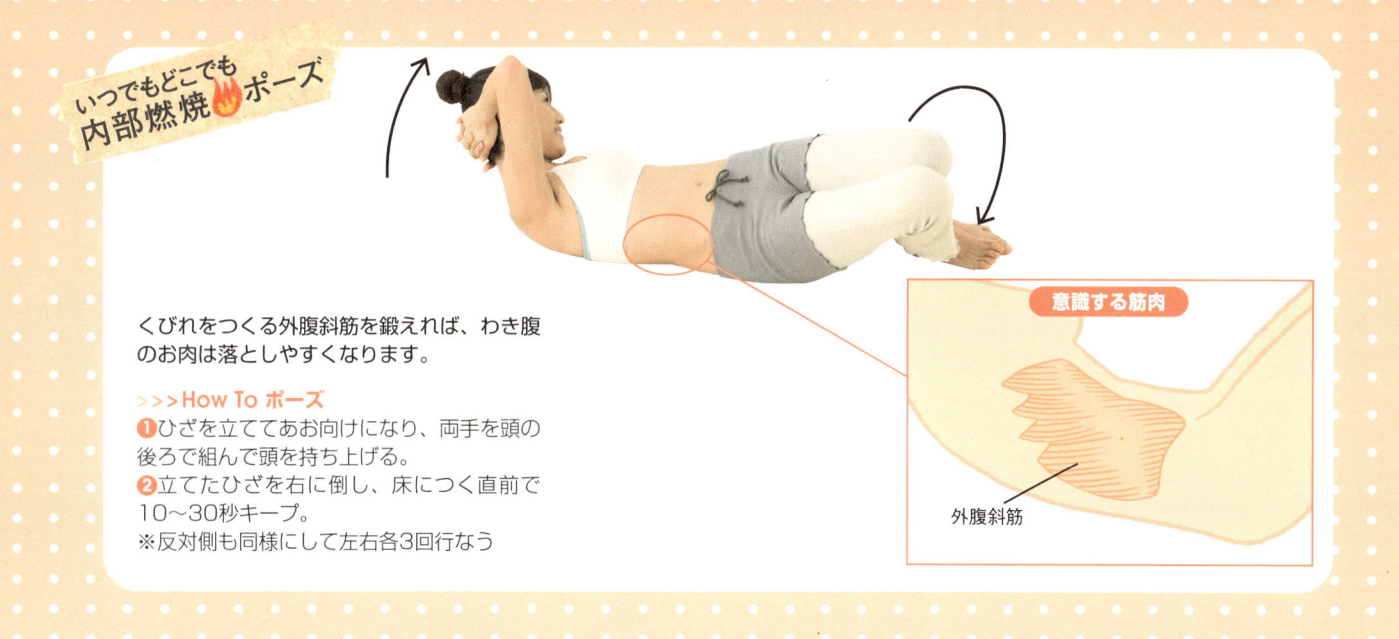

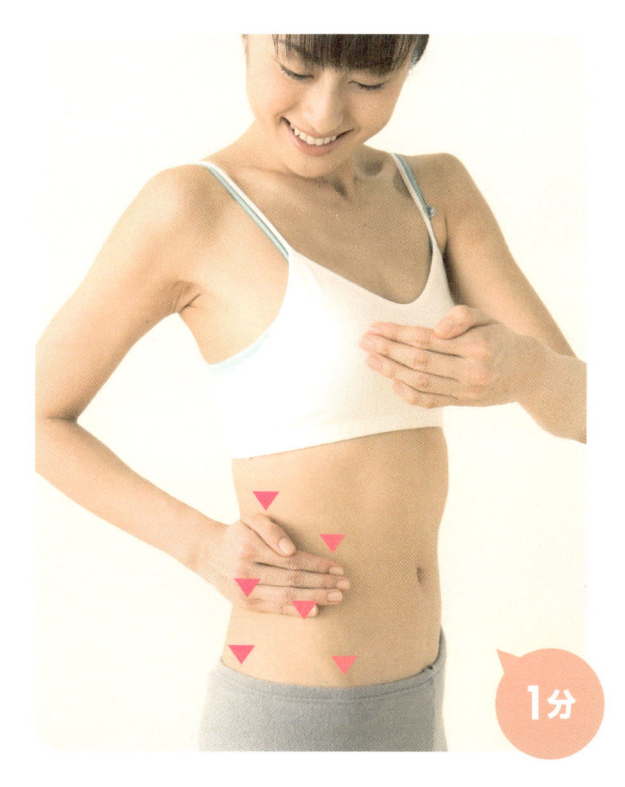

いつでもどこでも 内部燃焼🔥ポーズ

くびれをつくる外腹斜筋を鍛えれば、わき腹のお肉は落としやすくなります。

>>> How To ポーズ

❶ひざを立ててあお向けになり、両手を頭の後ろで組んで頭を持ち上げる。
❷立てたひざを右に倒し、床につく直前で10〜30秒キープ。
※反対側も同様にして左右各3回行なう

意識する筋肉 — 外腹斜筋

Step*4 たたく

1分

わき腹全体を
リズミカルにたたく

手のひら中央を軽くくぼませ、手を左右交互に持ち上げるようにしながら、わき腹全体をリズミカルにたたく。反対側も同様に。

Step*3 もむ

point：手のひら全体で大きくお肉をつかんで！

1分

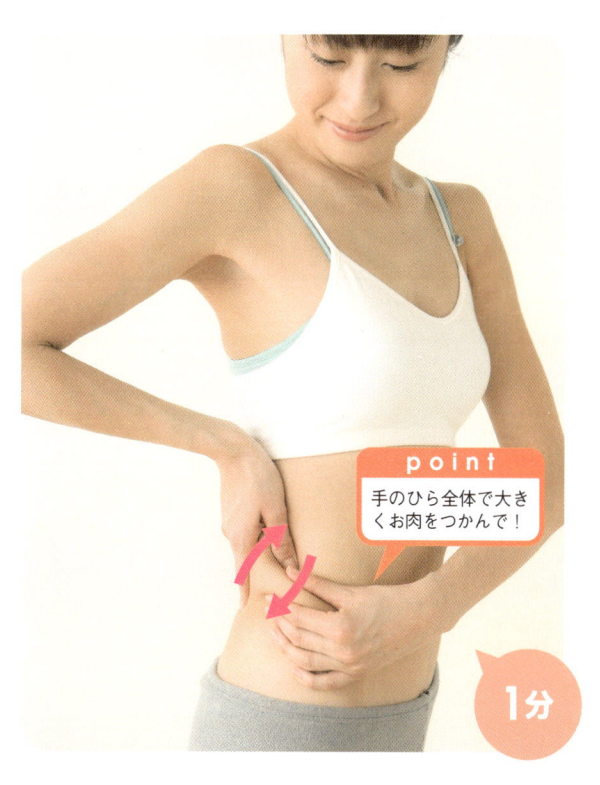

わき腹のお肉をつかみ
もみほぐす

両手の親指とそのほかの4本の指でわき腹のお肉を大きくつかむ。そのまま左右の手を交互に動かしてお肉をもみほぐす。反対側も同様に。

お腹

おじさん並のビール腹とはもうお別れ！
上腹（肋骨〜胃）

食べすぎで太った人に、お肉がつきやすいのが上腹。
でも、ここのお肉はマッサージで持ち上げることによって、
ハリのあるバストにだって変身可能！
アンダーバストをスリムにするイメージでマッサージを。

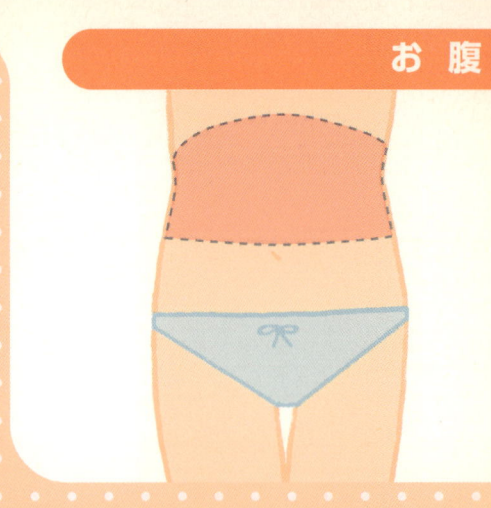

！ こんな人に特におすすめ！
☐ バストよりもお腹が前にせり出している
☐ 肋骨の下にくぼみがない
☐ ビール腹になってきた

Step*1 押す（にぎる）

point
できるだけ大きくつかんで、温めるように！

1分

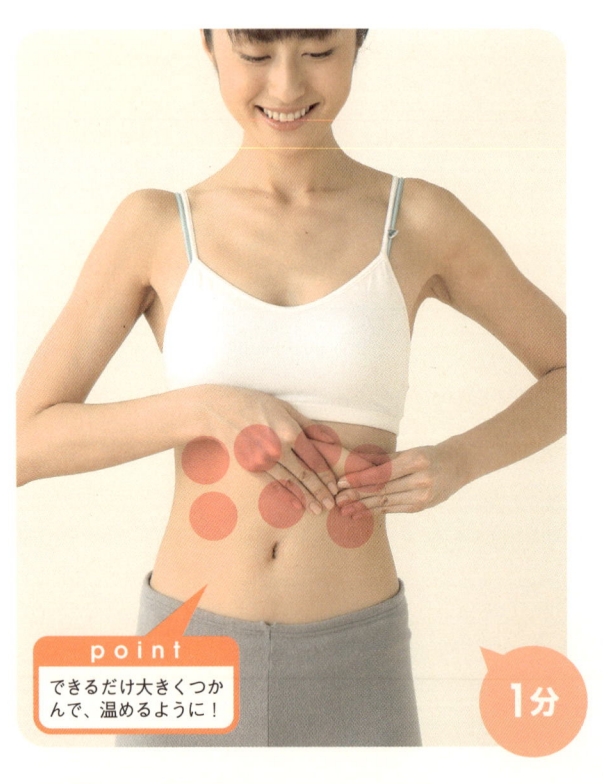

上腹のお肉をつかんで圧を加えながら押す

手のひらで肋骨の下からへそまで、とくに胃の周辺にある上腹のお肉を大きくつかみ、にぎって圧を加えながら押す。

Step*2 さする

1分

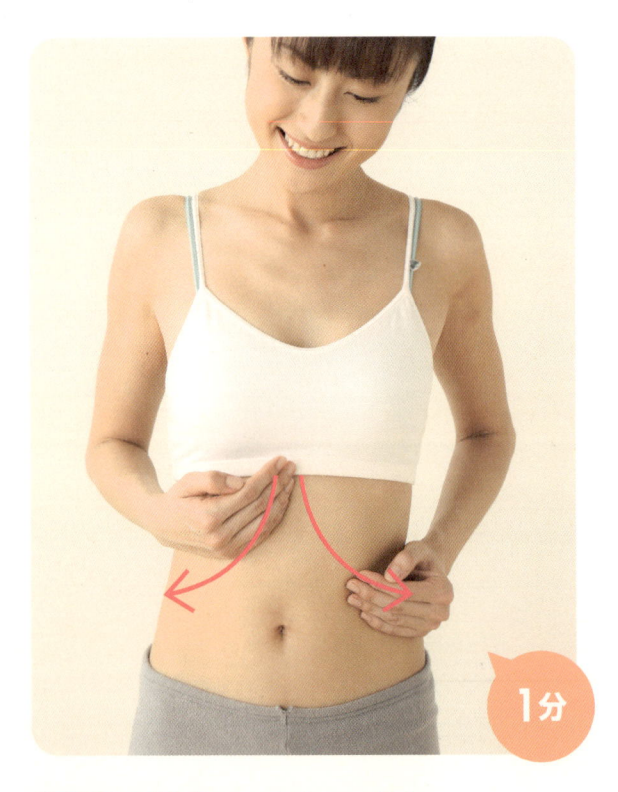

親指以外の4本の指でお腹の前面をさする

みぞおちのあたりに両手の親指以外の4本の指を当てる。その位置から肋骨に沿ってわき腹まで、左右交互にさする。

いつでもどこでも 内部燃焼🔥ポーズ

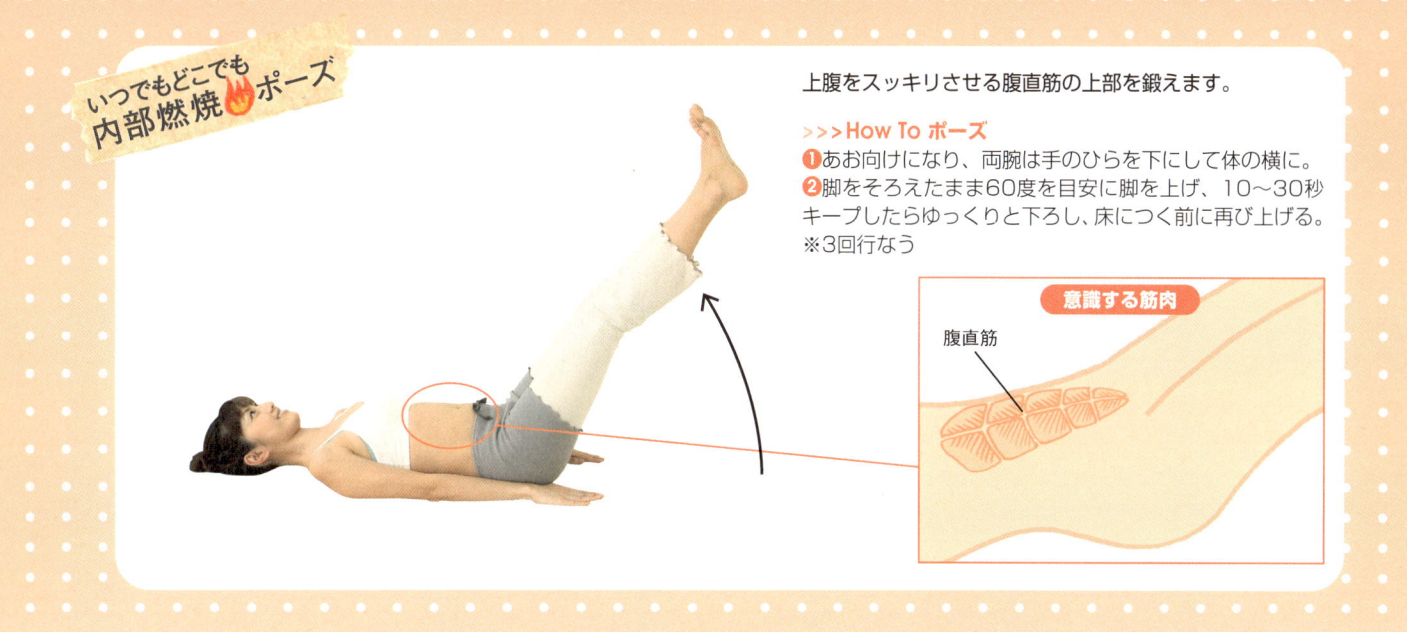

上腹をスッキリさせる腹直筋の上部を鍛えます。

>>> **How To ポーズ**

❶あお向けになり、両腕は手のひらを下にして体の横に。
❷脚をそろえたまま60度を目安に脚を上げ、10〜30秒キープしたらゆっくりと下ろし、床につく前に再び上げる。
※3回行なう

意識する筋肉：腹直筋

Step*4 たたく

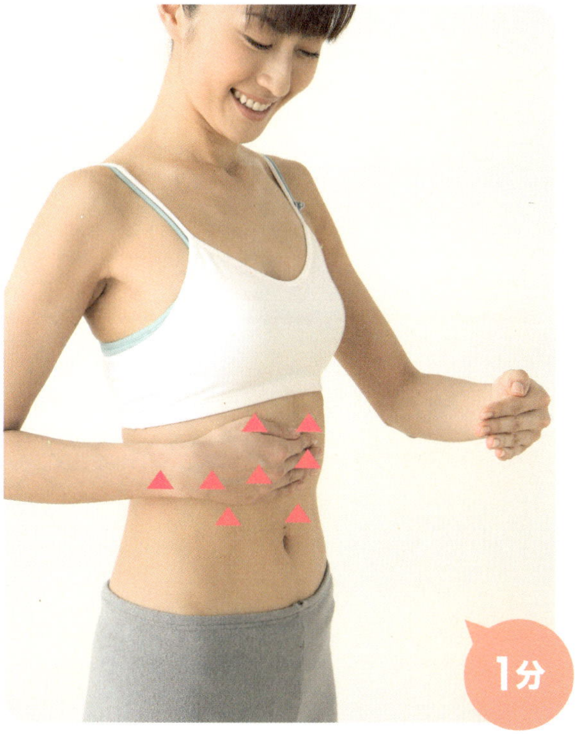

1分

上腹全体をリズミカルにたたく

手のひらの中央を軽くくぼませ、手を左右交互に持ち上げるようにしながら、上腹全体をリズミカルにたたく。手首をやわらかく使うと、たたきやすい。

Step*3 もむ

point 指の腹を使ってやさしくつかむのがポイント！

1分

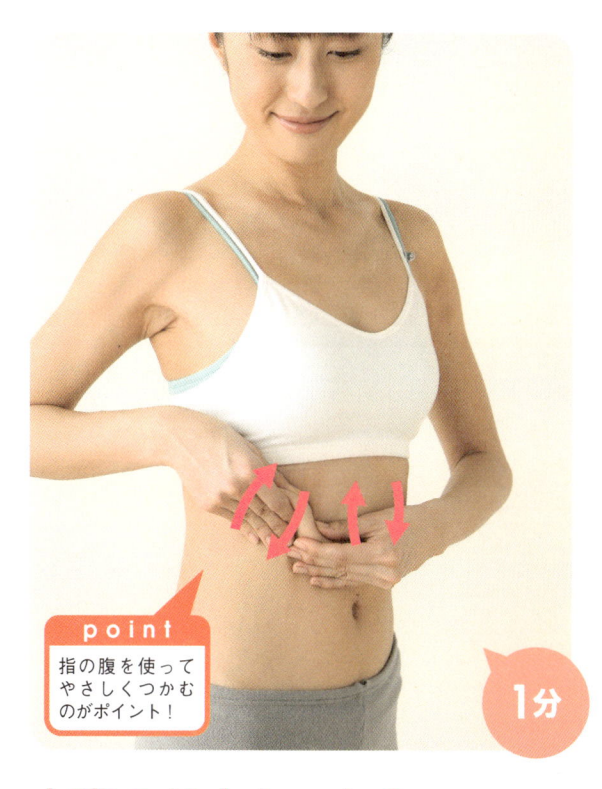

上腹のお肉をつかんでもみほぐす

親指とそのほかの4本の指で、上腹のお肉をつかみ、手を交互に動かしながらお肉をもみほぐす。手の位置をずらして、まんべんなく行なう。

ノースリーブをかっこよく着こなして！
二の腕（内側）

手を上げると垂れ下がった振袖のような腕になっていたら、ビックリ！　腕の内側は意識して運動をしないと、セルライトがつきやすい場所なのです。
マッサージとともに、内部燃焼ポーズで筋肉を引き締めて！

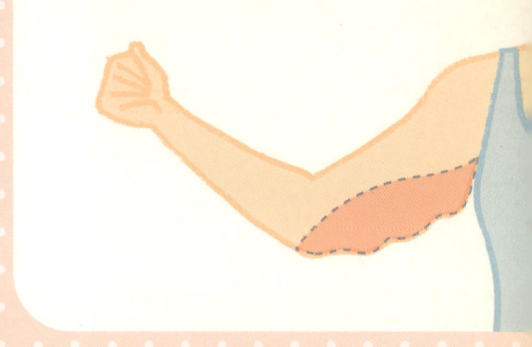

腕

❗ こんな人に特におすすめ！
☐ 気づくと二の腕が揺れている
☐ たるんでいる部分が大きくつかめる
☐ 半袖シャツの袖口からお肉がはみ出している

Step*2　さする

point
わきの下までしっかりさすり下ろすのがポイント！

1分

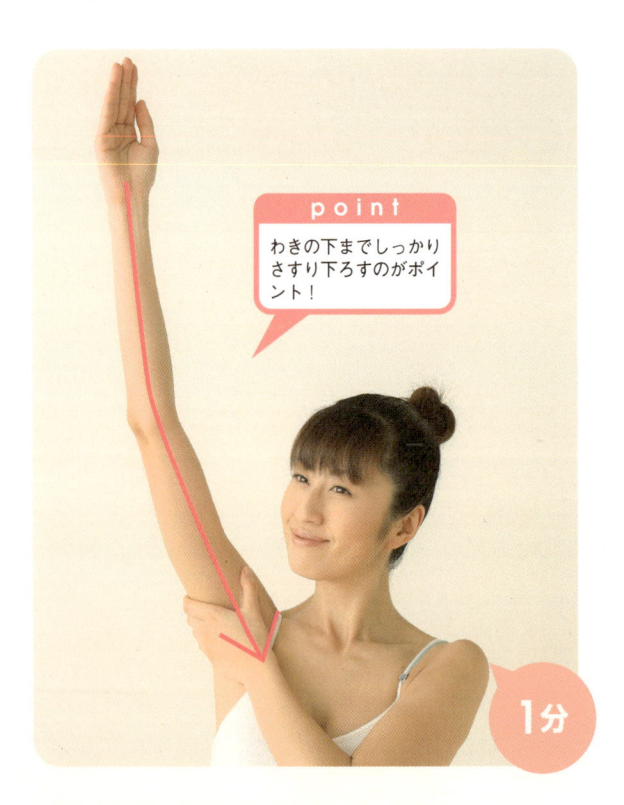

腕の内側をわきの下に向かってさする

右腕を上に上げ、左手のひらを手首に当てる。そこから、わきの下のリンパ節に向かって、手のひらで腕の内側をさする。反対側も同様に。

Step*1　押す（にぎる）

1分

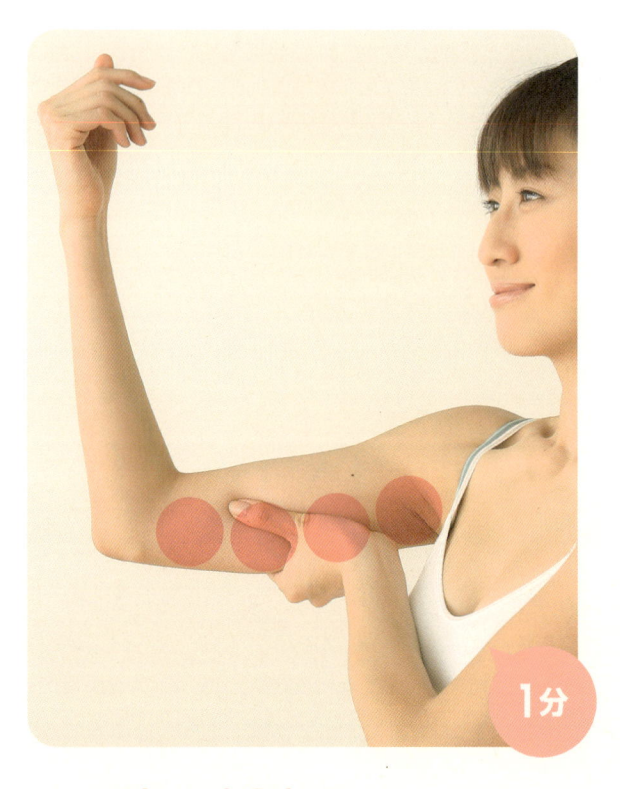

二の腕の内側をにぎって押す

右ひじを曲げて上に上げる。左手のひらを二の腕の内側に当て、ひじからわきの下まで、腕の内側のお肉をにぎりながら押す。反対側も同様に。

いつでもどこでも 内部燃焼🔥ポーズ

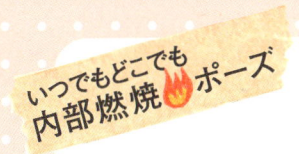

腕のたるみを引き締める上腕三頭筋を刺激します。

>>>How To ポーズ
❶左足を後ろにひいて右足に体重をのせ、右手は右太ももの上に。
❷左手の手のひらを下に向けて腕を後ろにひき、10〜30秒キープしたら、ひじを曲げたり伸ばしたりを10回行なう。
※反対側も同様にして左右各10回行なう

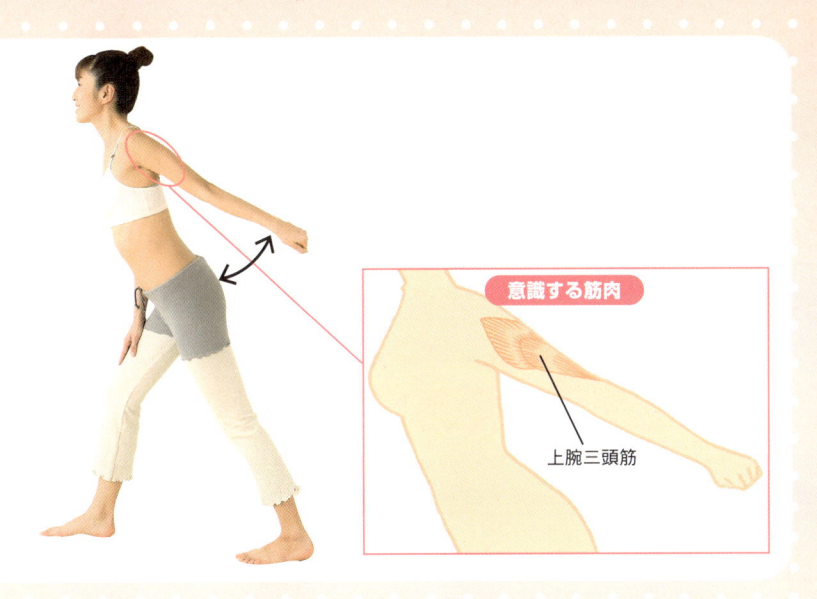

意識する筋肉
上腕三頭筋

Step*4 たたく

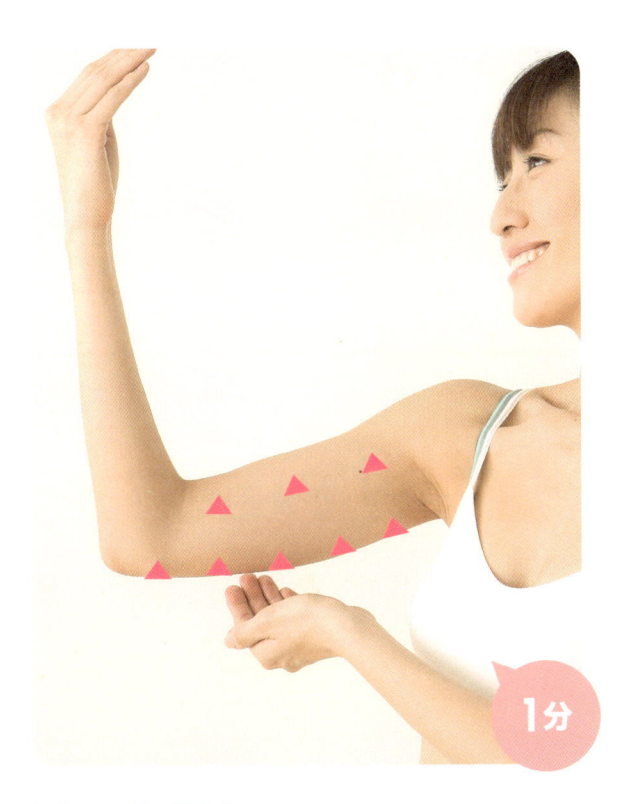

1分

腕の内側を
まんべんなくたたく

左手のひらの中央を軽くくぼませ、ひじを曲げて上に上げた右腕の内側をリズミカルにまんべんなくたたく。反対側も同様に。

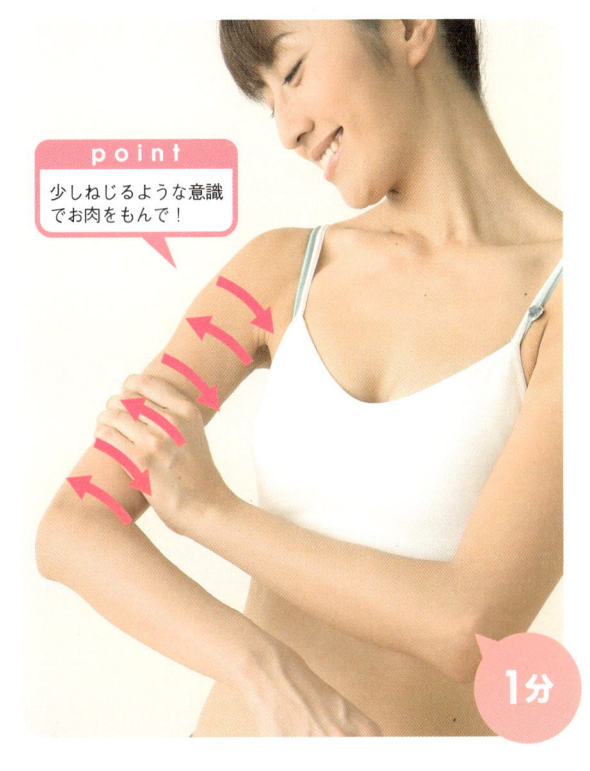

Step*3 もむ

point
少しねじるような意識でお肉をもんで！

1分

ひじ上からわきまで
もみほぐす

左手の親指とそのほかの4本の指で右腕の内側をつかみ、手の位置を少しずつずらしながら、ひじ上からわきまでもみほぐす。反対側も同様に。

腕

きゃしゃなラインを目指しましょ！
二の腕（外側）

昔ついた筋肉が落ちないままかたくなってしまったのが、二の腕外側の盛り上がり。まずは、マッサージでかたさをやわらかくすることが、ほっそり二の腕の第一歩です。

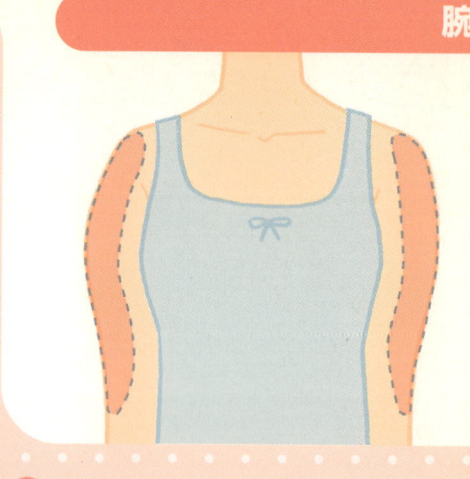

❗ こんな人に特におすすめ！
☐ ノースリーブが似合わない
☐ 肩幅が広く見える
☐ たくましいねとよくいわれる

Step*2 さする

point
手をやわらかく使って、しっかり肌に密着させて！

1分

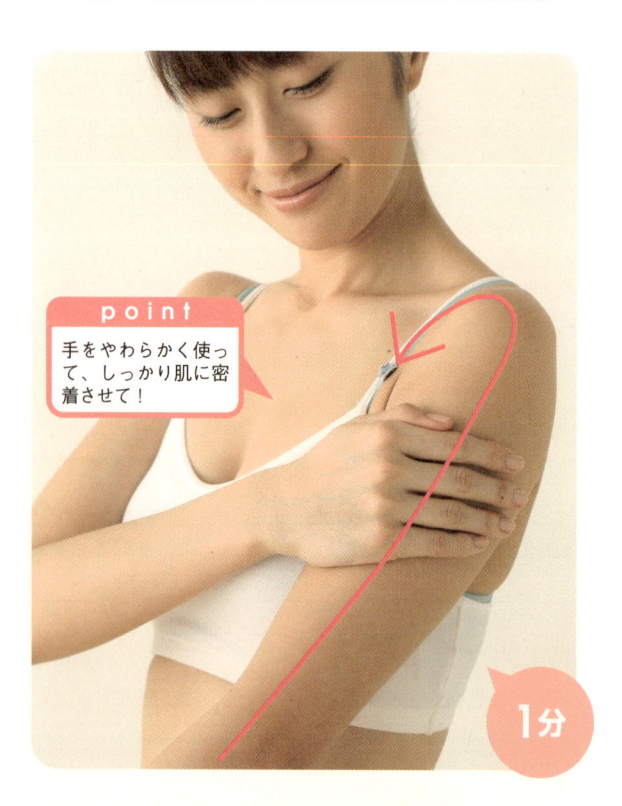

ひじの上から肩先まで二の腕の外側をさする

ひじの上に反対側の手のひらを当てる。ひじ上から肩まで、二の腕の外側に手のひらを密着させたままさすり上げる。反対側も同様に。

Step*1 押す（にぎる）

1分

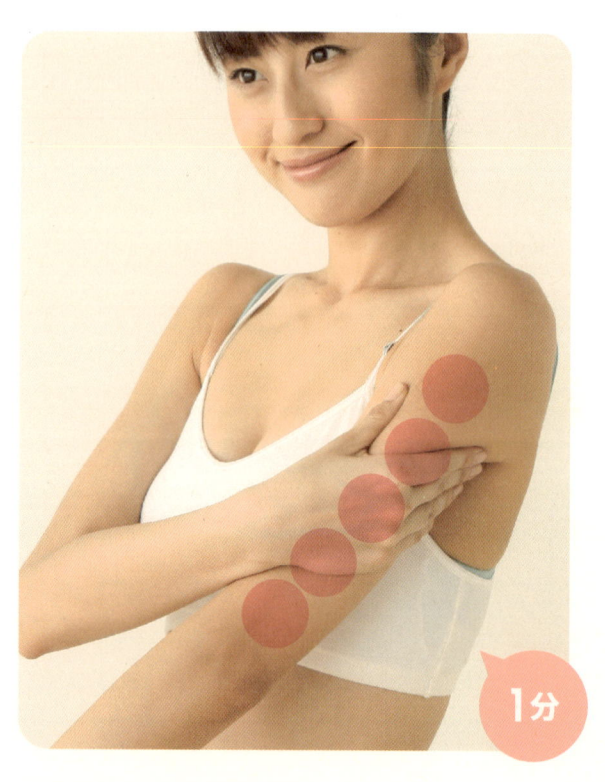

腕の外側を手のひらでにぎって押す

二の腕の外側に反対側の手のひらを当て、手のひら全体で二の腕の外側をにぎるように押していく。かたい部分は念入りに行なって。反対側も同様に。

いつでもどこでも 内部燃焼ポーズ

二の腕と肩をつなぐ三角筋を刺激して、二の腕の外側を引き締めます。

>>> How To ポーズ
❶ 肩幅に足を開いて立ち、右ひじを曲げて肩の高さまで上げ、10〜30秒キープ。
❷ 右ひじをのばしたり、曲げたりを10回行なう。
※反対側も同様にして左右各10回行なう

意識する筋肉
三角筋

Step*4 | たたく

1分

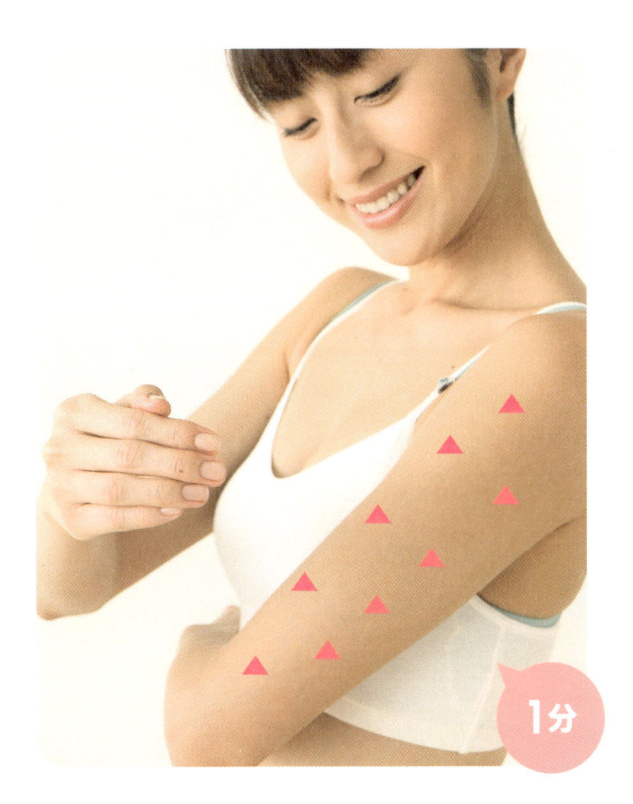

二の腕の外側を リズミカルにたたく

片手の手のひらの中央を軽くくぼませ、反対側の二の腕の外側を、リズミカルにまんべんなくたたく。かたい部分は念入りに！ 反対側も同様に。

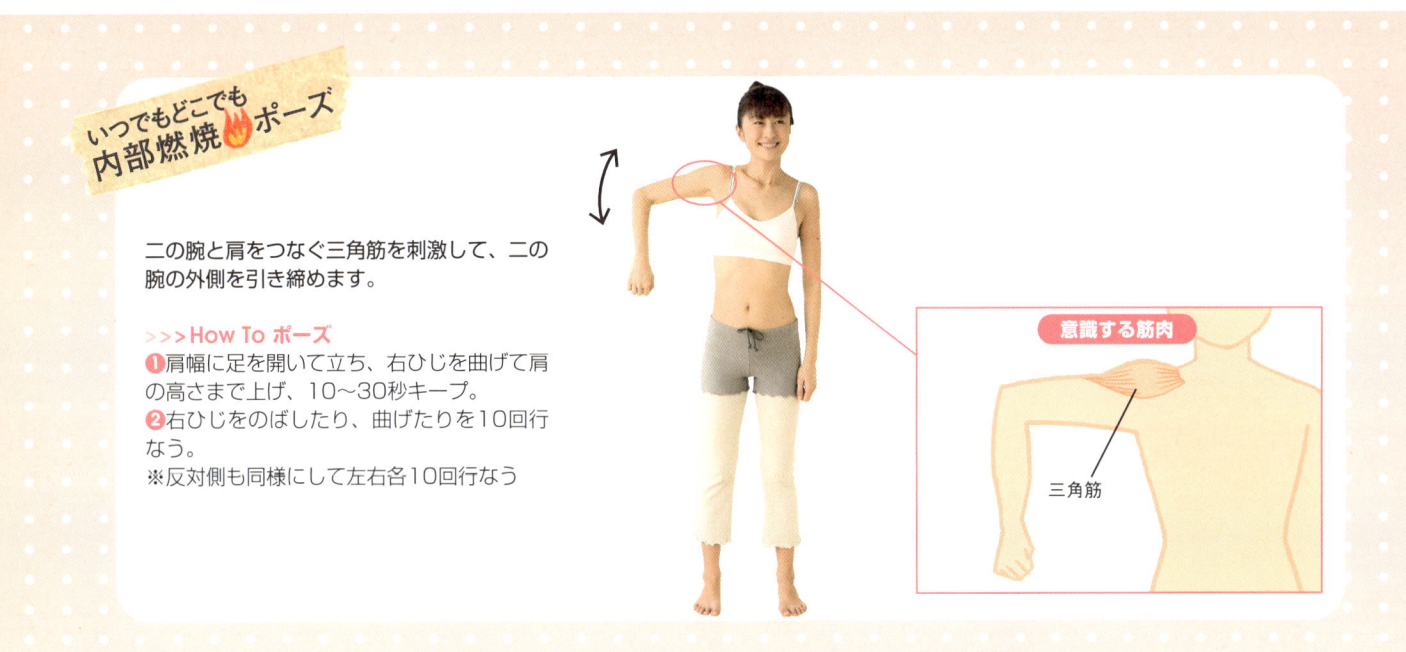

Step*3 | もむ

point
気持ちいい程度の強さでもむのがポイント！

1分

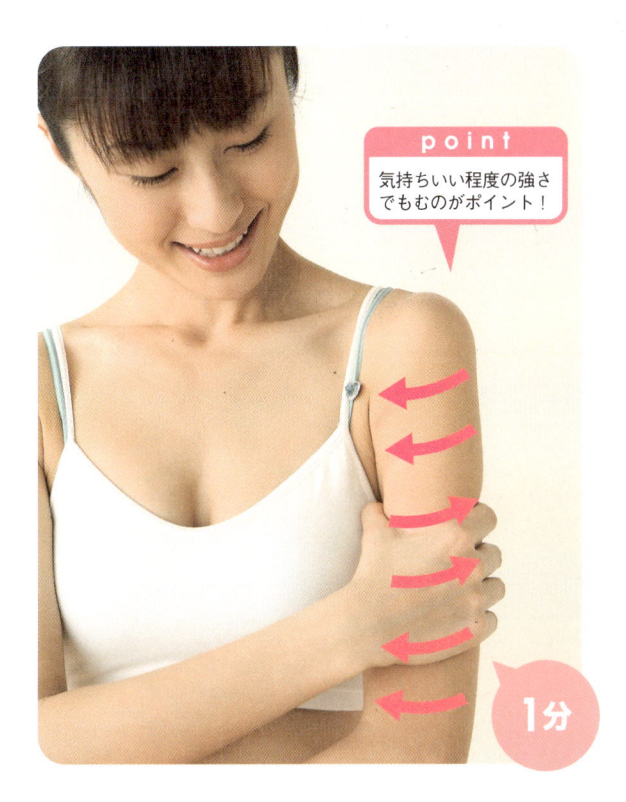

手のひら全体で 二の腕をもみほぐす

ひじの上を反対側の手で大きくつかむ。ひじ上から肩先まで、手のひら全体で二の腕の外側をつかみながら、もみほぐす。反対側も同様に。

脚

ししゃも脚からカモシカ脚にへーんしん！
ふくらはぎ

体の中で動かすことが多く、普通だったらセルライトのつきにくい場所。ところが、むくみが原因で太く見えている人も少なくありません。マッサージで水分代謝がよくなればすぐにサイズダウンが可能です。

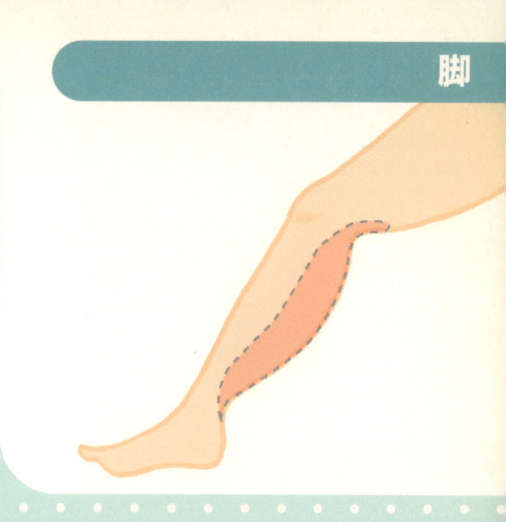

! こんな人に特におすすめ！
- □ ししゃもみたいな脚といわれる
- □ 脚が実際よりも短く見える
- □ 「運動してた？」とよく聞かれる

Step*2 さする

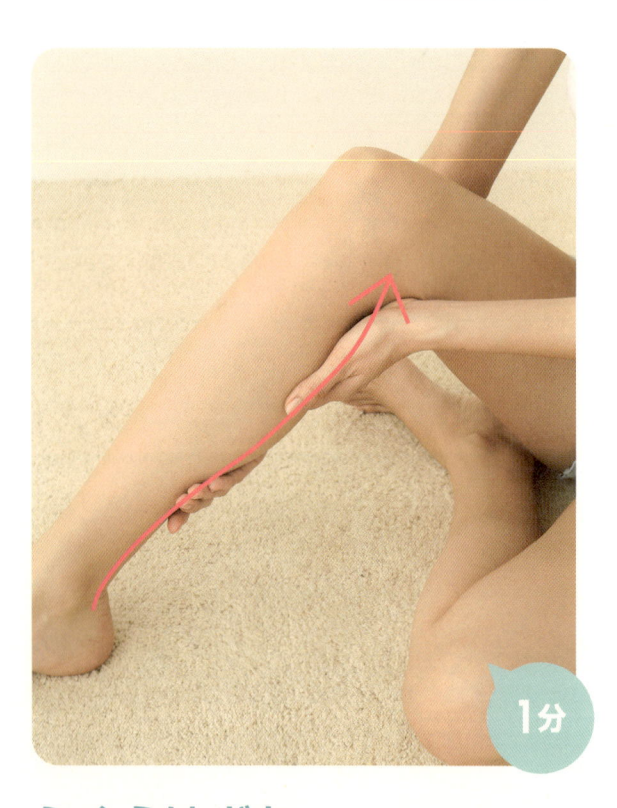

1分

ふくらはぎを さすり上げる

足首に両手のひらを当て、手を左右交互に動かしながら、足首からひざ裏までふくらはぎをさすり上げる。反対側も同様に。

Step*1 押す（にぎる）

point
体重をのせてしっかりにぎるように押すと効果的！

1分

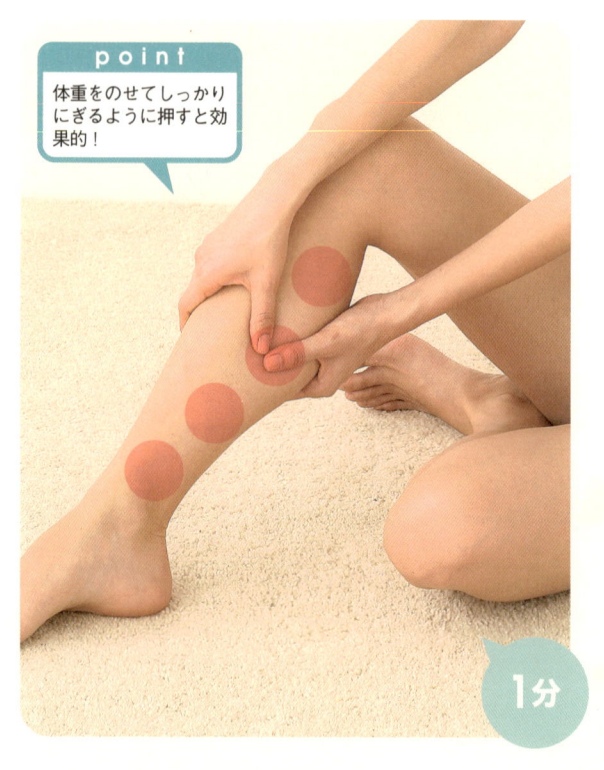

ふくらはぎ全体を にぎったまま押す

ひざを立てて床に座る。両手でふくらはぎをにぎり、足首からひざ裏まで、ふくらはぎ全体をにぎったまま4ヵ所程度押していく。反対側も同様に。

いつでもどこでも 内部燃焼🔥ポーズ

ふくらはぎの腓腹筋を鍛えて、リンパの流れを促進。むくみを改善します。

>>> **How To ポーズ**
❶ 足を軽く開いて立つ。
❷ イスの背を支えにしてかかとをできるだけ高く上げ、10秒キープしたらかかとを下ろし、床につく前に再びかかとを上げる。
※3回行なう
※慣れてきたらイスに頼らない方が効果的！

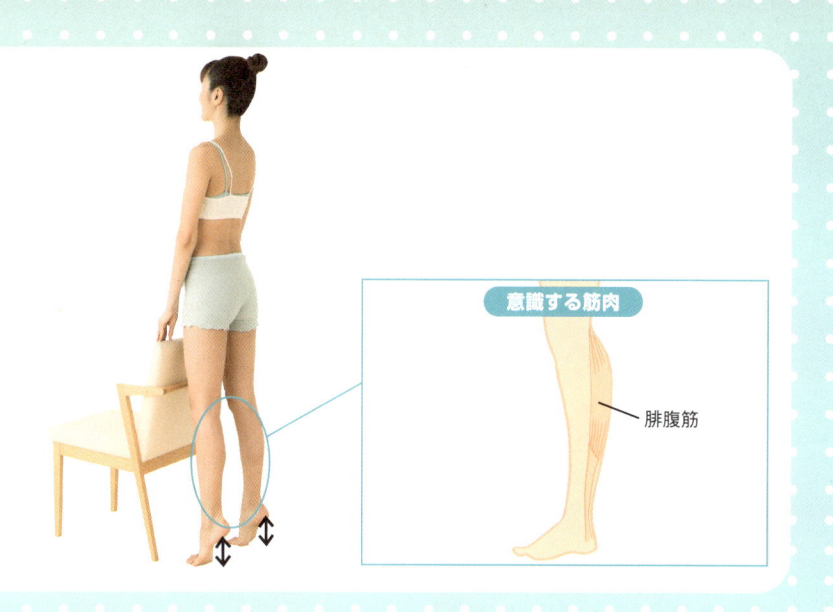

意識する筋肉
腓腹筋

Step*4 たたく

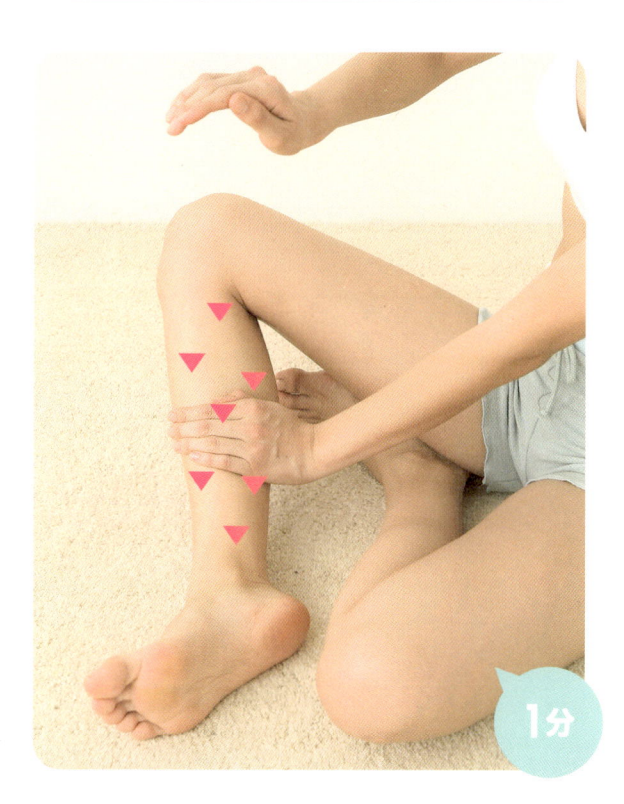

1分

ふくらはぎをまんべんなくリズミカルにたたく

手のひらの中央を軽くくぼませ、手を左右交互に動かしながら、ふくらはぎをまんべんなく、リズミカルにたたく。反対側も同様に。

Step*3 もむ

point 温まるまでもみほぐすのがポイント！

1分

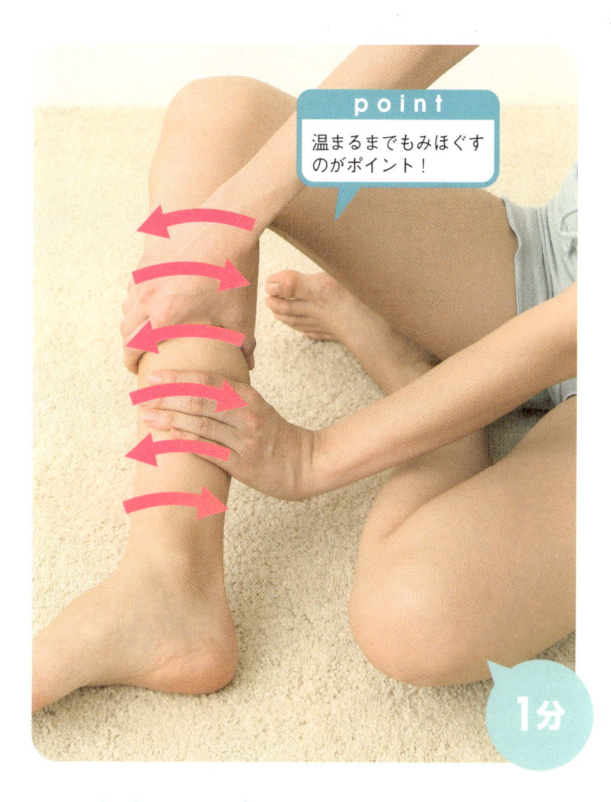

ふくらはぎをまんべんなくもみほぐす

ふくらはぎの側面に両手のひらを当てる。手を互い違いに動かしながら、ふくらはぎを下から上へまんべんなくもみほぐす。反対側も同様に。

脚

足首にくびれ、ありますか？
足首

足首は筋肉の疲労がたまりやすく、ここがかたくなると全身の循環が悪くなり、太りやすい状態に。
そのため、全身やせには足首のマッサージが不可欠です。
全身の代謝アッププラス、"モテ効果"もアップ！

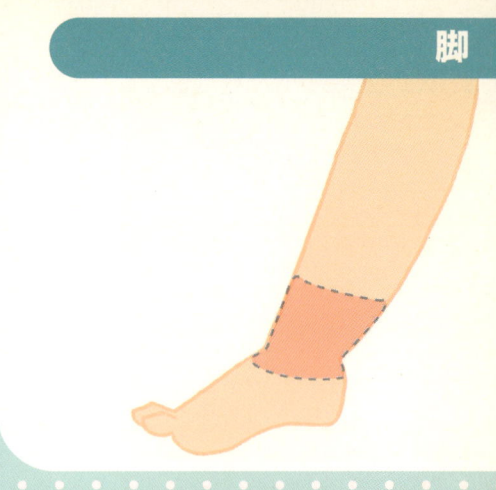

❗ こんな人に特におすすめ！
☐ ヒールの靴が似合わない
☐ くるぶしが見えない
☐ 靴下のあとが残りやすい

Step*1 押す（にぎる）

1分

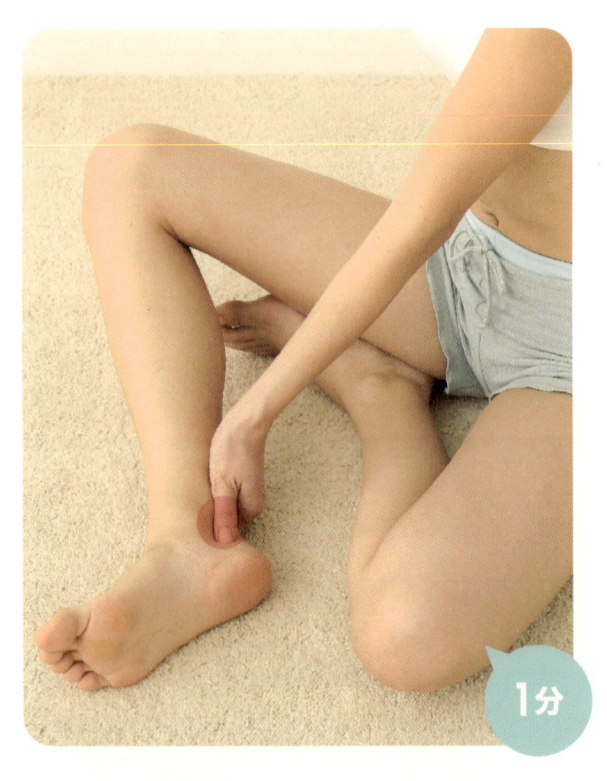

**片手で足首をにぎって押す
かたい部分は念入りに**

ひざを倒して床に座る。片手で足首をにぎり、手のひらで足首全体をにぎりながら押す。かたい部分は念入りに行なう。反対側も同様に。

Step*2 さする

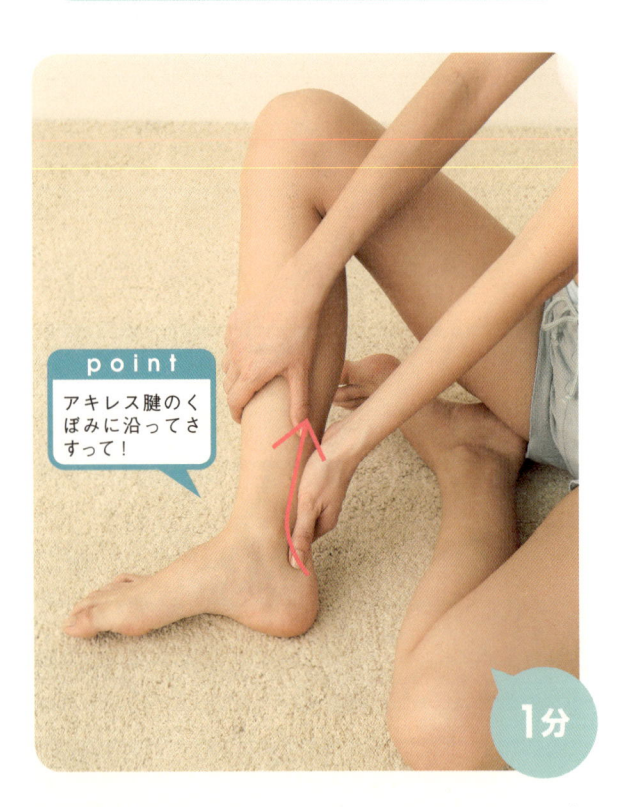

point
アキレス腱のくぼみに沿ってさすって！

1分

**足首を下から上へ
さすり上げる**

右手の親指とそのほかの4本の指で、アキレス腱をはさむように当てる。下から上へ足首を交互にさすり上げる。反対側も同様に。

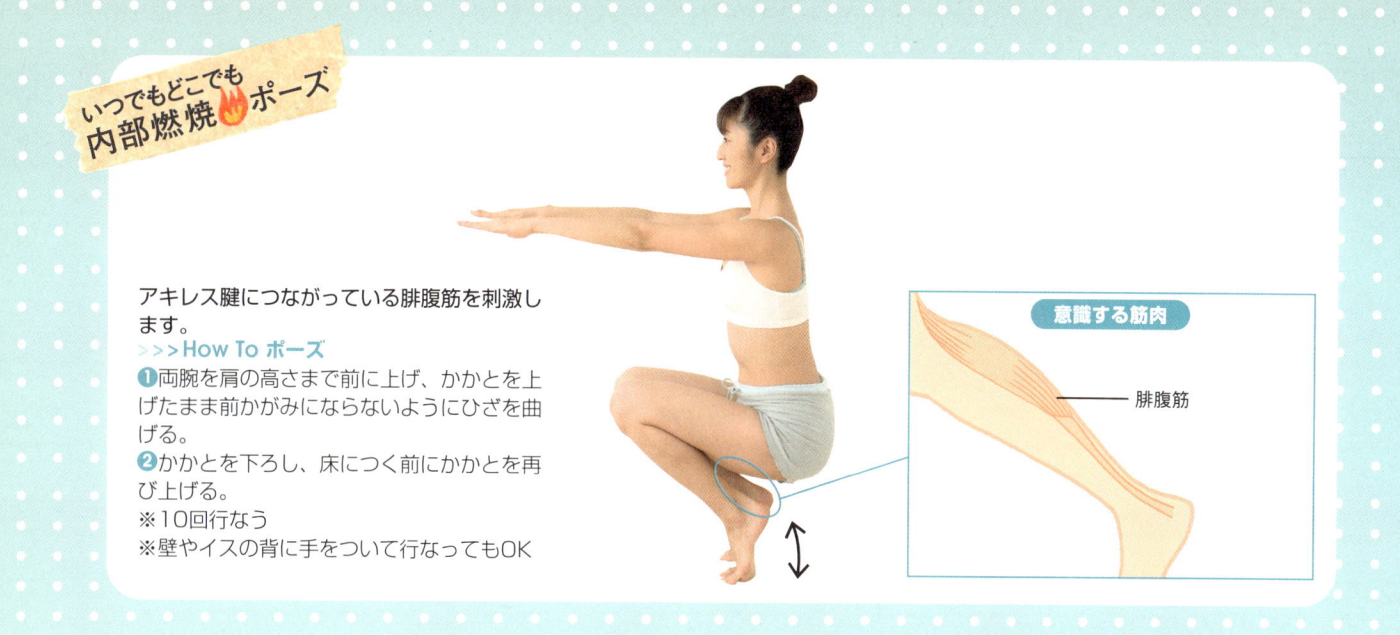

いつでもどこでも 内部燃焼🔥ポーズ

アキレス腱につながっている腓腹筋を刺激します。
>>> How To ポーズ
❶両腕を肩の高さまで前に上げ、かかとを上げたまま前かがみにならないようにひざを曲げる。
❷かかとを下ろし、床につく前にかかとを再び上げる。
※10回行なう
※壁やイスの背に手をついて行なってもOK

意識する筋肉 — 腓腹筋

Step*4 たたく

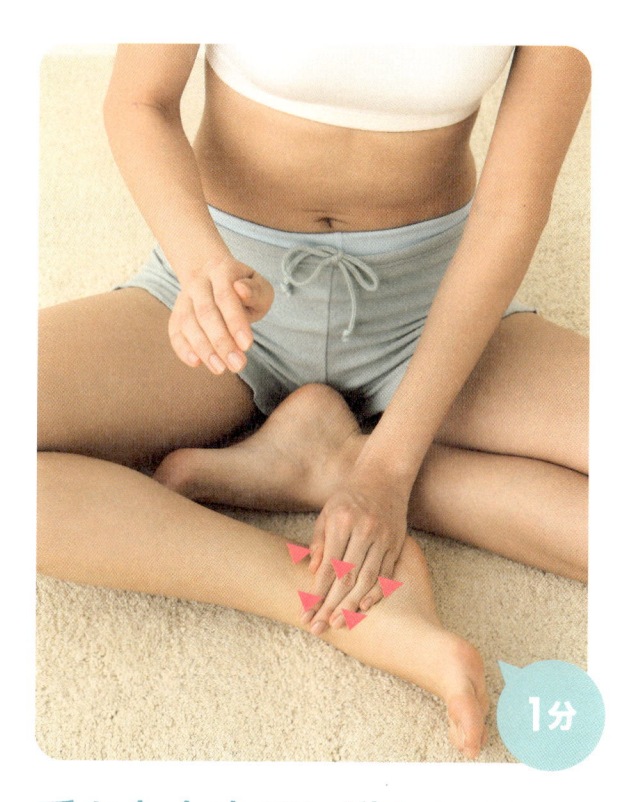

1分

手を左右交互に動かして足首全体をたたく

ひざを倒してあぐらをかき、手のひらの中央を軽くくぼませた両手を足首に当てる。手を左右交互に動かしながら足首を軽くたたく。反対側も同様に。

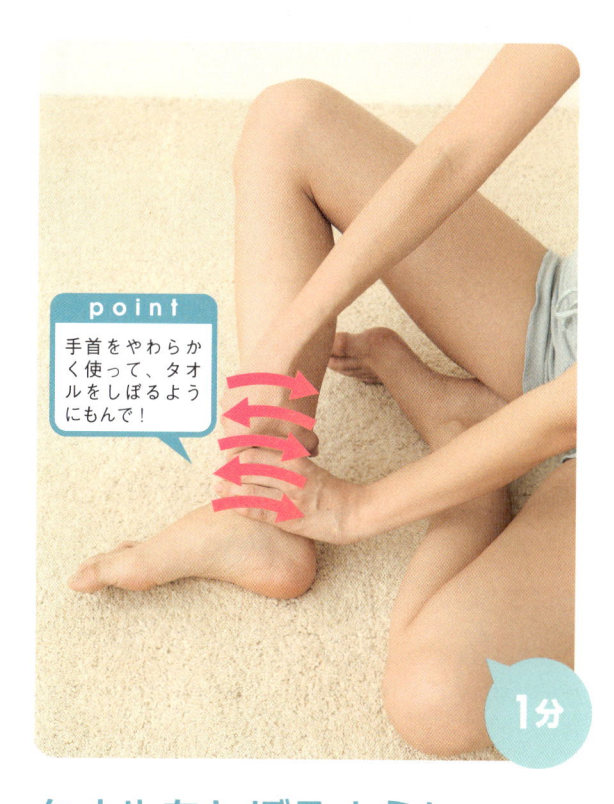

Step*3 もむ

point
手首をやわらかく使って、タオルをしぼるようにもんで！

1分

タオルをしぼるように足首をもみほぐす

両手で足首をつかみ、左右の手を互い違いに動かしながら、タオルをしぼるように足首をもみほぐす。反対側も同様に。

手でつかめたらもうおばさん！
背中の肉

同じ姿勢を長く続けて背中の筋肉を動かさないために、こりで背中が盛り上がって猫背になっている人も。背中のリンパの流れをよくして、こりをほぐすのが、背中やせの近道です。

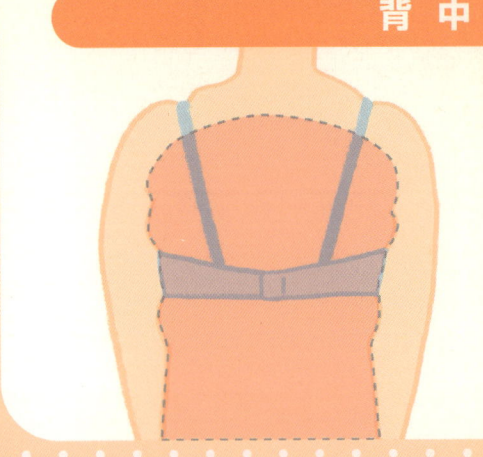

背中

❗ こんな人に特におすすめ！
☐ ノースリーブが似合わない
☐ 肩甲骨が見えない
☐ 背中が盛り上がっている

Step*2 さする

point
上半身をねじりながらさすると行ないやすい！

1分

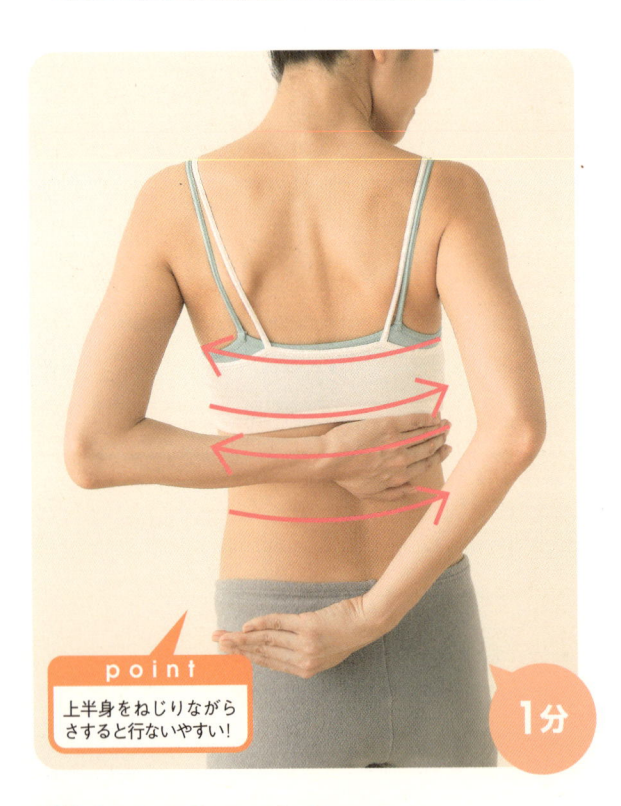

背中を手のひらでまんべんなくさする

左手は右から左へ、右手は左から右へ、手を左右交互に動かしながら、手のひらで背中をさする。手の位置を少しずつずらしながら、まんべんなくさする。

Step*1 押す（にぎる）

1分

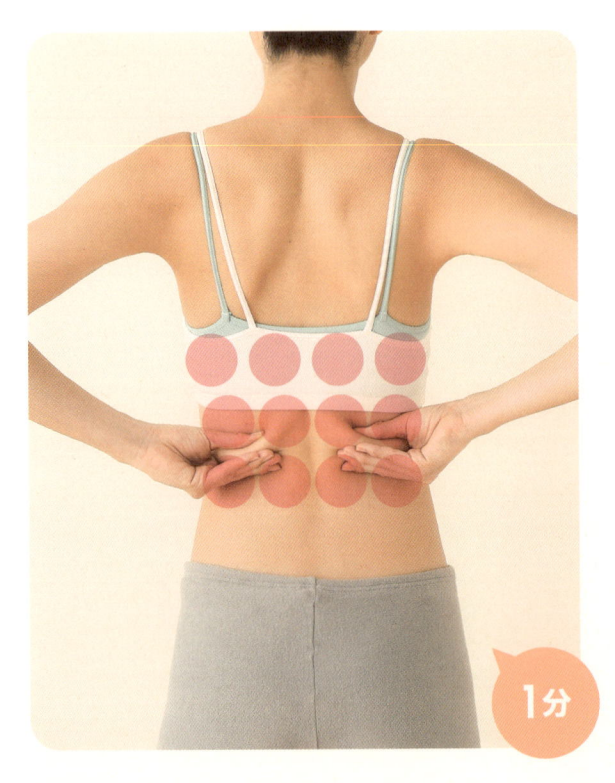

背中をまんべんなくにぎって押す

両手の親指とそのほかの4本の指で、背中のお肉をにぎって押す。手の届く範囲をまんべんなくにぎっては押し、離すの動作を繰り返して。

いつでもどこでも 内部燃焼🔥ポーズ

肩から背中をつなぐ大きな筋肉、僧帽筋を鍛えます。余分なお肉がついていない、スッキリとした背中をめざしましょう。

>>>How To ポーズ
❶ 肩幅に足を開いて立ち、両ひじを曲げて肩の高さまで上げ、胸を開く。
❷ 肩甲骨を寄せるようにひじを後ろにひいて10秒キープ。
※10回行なう

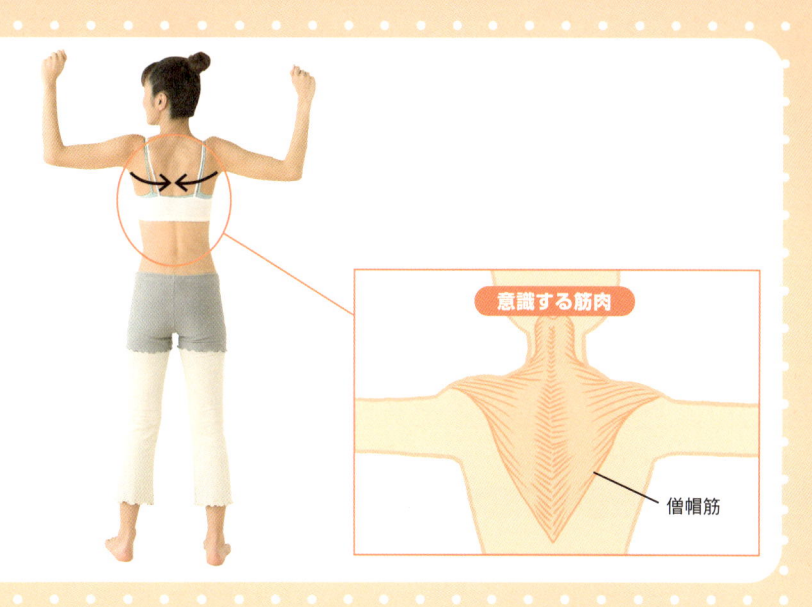

意識する筋肉 — 僧帽筋

Step*4 たたく

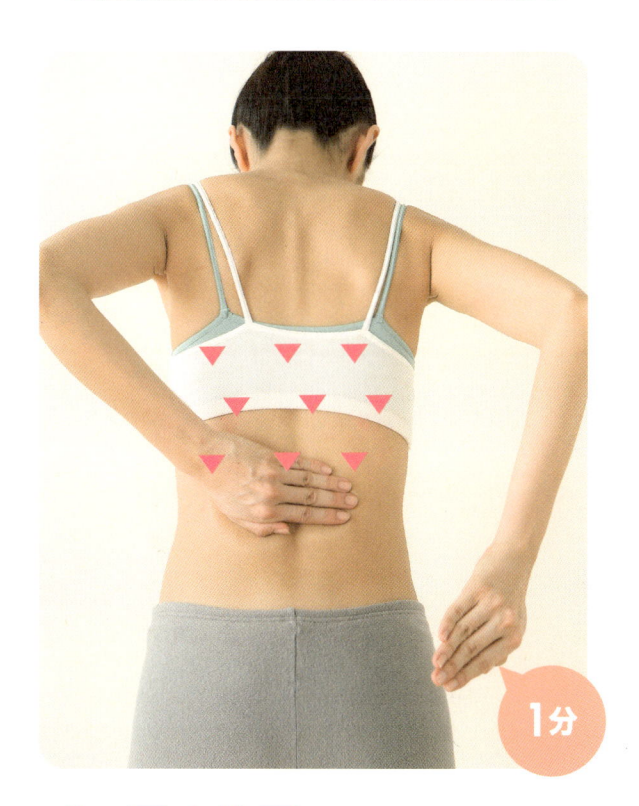

1分

手の届く範囲で背中をたたく

少し前かがみになり、手のひらの中央を軽くくぼませて両手で交互に、背中をリズミカルにたたく。手の届く範囲をまんべんなくたたいて。

Step*3 もむ

point
かたくなっていたら念入りにもみほぐして！

1分

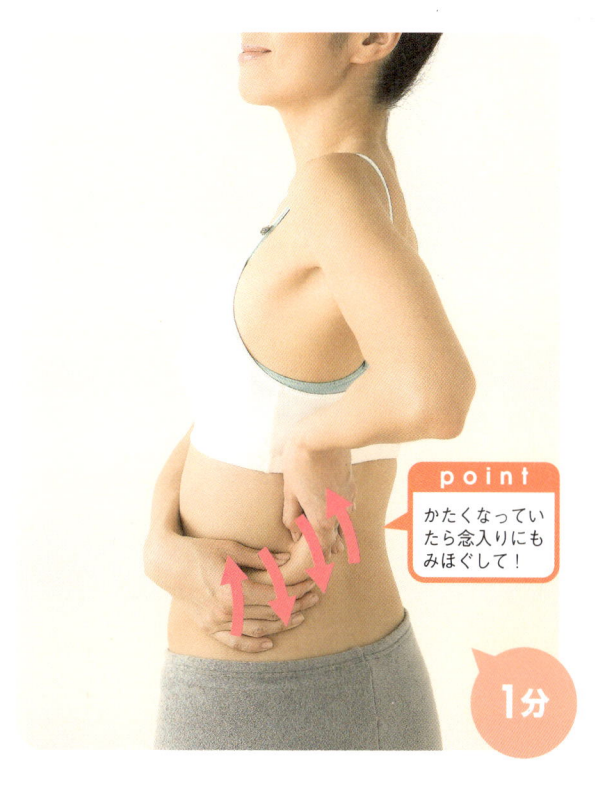

背中のお肉をつかみ、もみほぐす

腰をひねって、両手の親指とそのほかの4本の指で背中のお肉をつかみ、手を交互に動かしてもみほぐす。手の位置をずらしながらもむ。

顔 と 首

スッキリ&シャープなラインになろう！
フェイスライン

顔が大きく見えるのは、水分がたまってむくんでいるから。
そこで、顔のリンパの流れをよくして、
余分な水分や老廃物をデトックス。たるみのない
すっきり引き締まったフェイスラインをつくります！

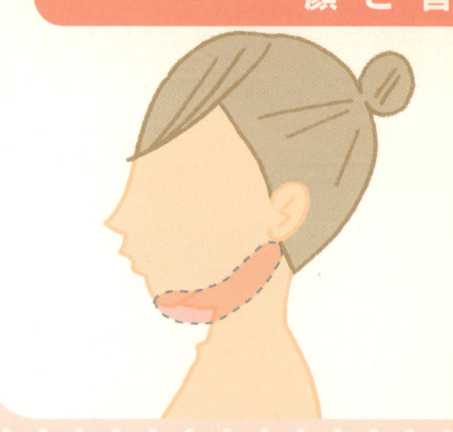

❗ こんな人に特におすすめ！
☐ 首とあごの境目がわかりにくい
☐ 2重あごだといわれる
☐ あごの肉が笑うとゆれる

Step*2 さする

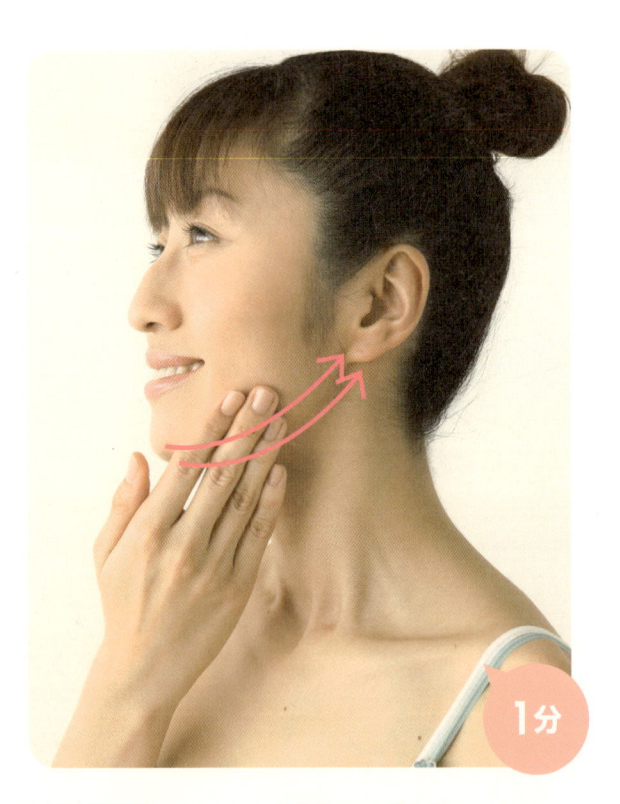

1分

**耳下腺リンパ節に向かって
フェイスラインをさする**

親指以外の4本の指をあごに当て、あごの下から耳の下にある耳下腺リンパ節に向かって、フェイスラインをさすり上げる。反対側も同様に。

Step*1 押す（にぎる）

point
顔を前に傾けるようにして押すと効果的！

1分

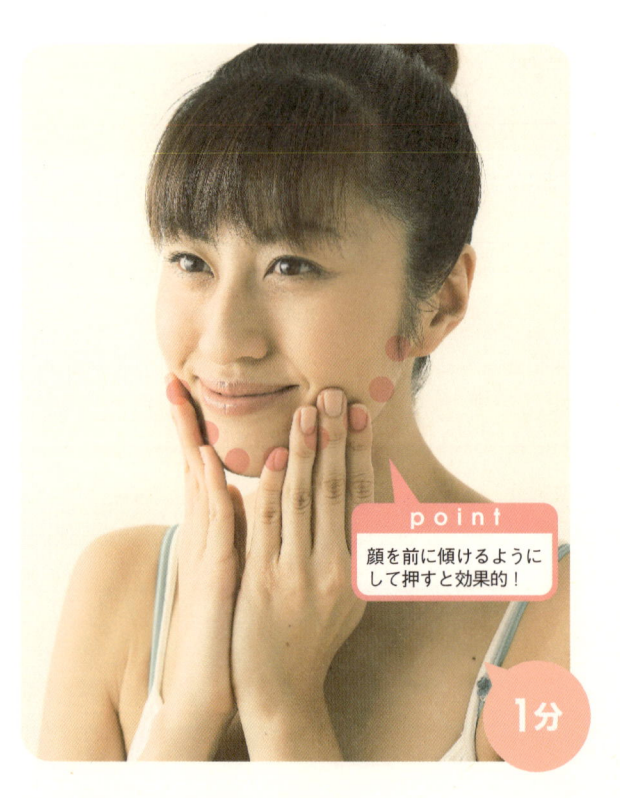

**両手の4本の指で
フェイスラインを押す**

両手の親指以外4本の指先をあごに当てる。耳の下の耳下腺リンパ節に向かって、指の位置を少しずつずらしながら、フェイスラインを押す。

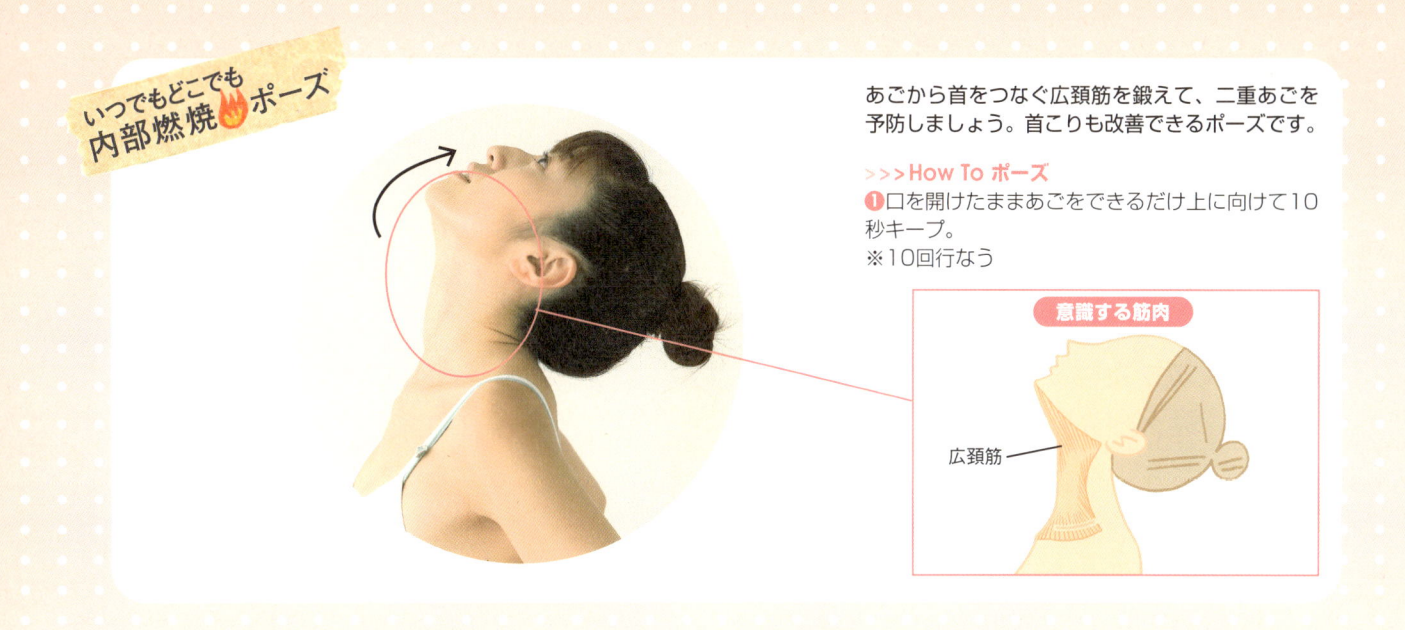

いつでもどこでも 内部燃焼🔥ポーズ

あごから首をつなぐ広頚筋を鍛えて、二重あごを予防しましょう。首こりも改善できるポーズです。

>>> **How To ポーズ**

❶口を開けたままあごをできるだけ上に向けて10秒キープ。
※10回行なう

意識する筋肉
広頚筋

Step*4 たたく

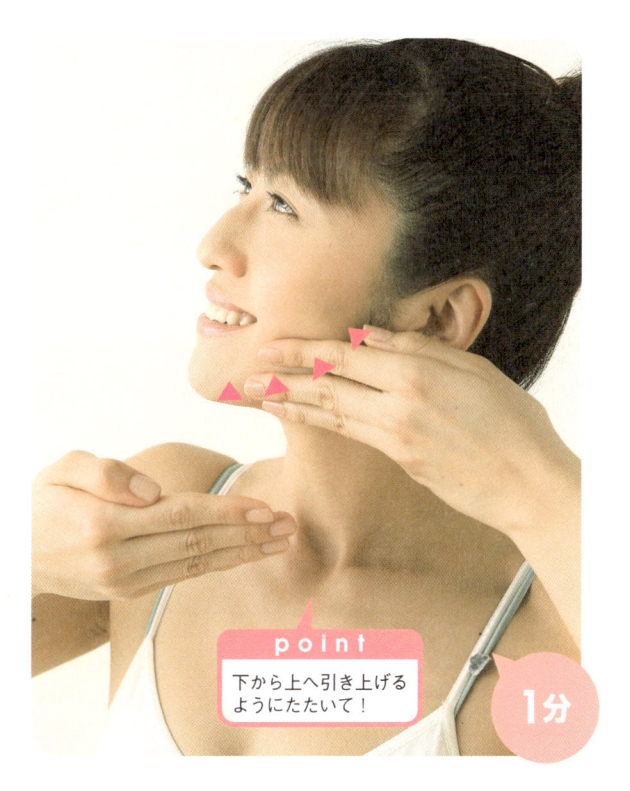

point
下から上へ引き上げるようにたたいて！

1分

フェイスラインをやさしくたたく

親指以外の4本の指をフェイスラインに当て、たるみを上にひき上げるようにフェイスラインをまんべんなく、やさしくたたく。反対側も同様に。

Step*3 もむ

1分

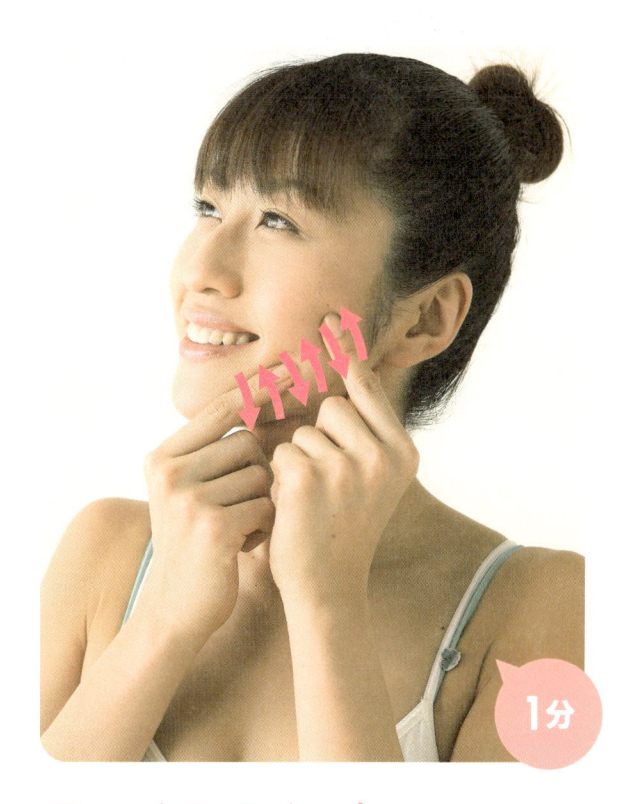

フェイスラインをもみほぐす

両手の親指とひとさし指でフェイスラインをつかむ。手の位置を少しずらしながら、つかむ、離すを繰り返して左右交互にもみほぐす。反対側も同様に。

顔と首

キケン！　5歳老けて見えちゃいます！

首

首に脂肪がついている人はほとんどいません。それなのに首が太く見えるのは、こりが原因。首のこりを取り除くと、顔もすっきり見え、全身の代謝がよくなるので、美肌につながります！

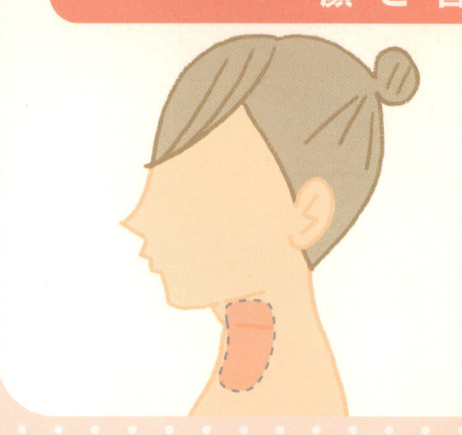

❗ こんな人に特におすすめ！
- ☐ 年齢より老けて見られる
- ☐ しわがついていてとれない
- ☐ 髪型をショートカットにできない

Step*1　押す（にぎる）

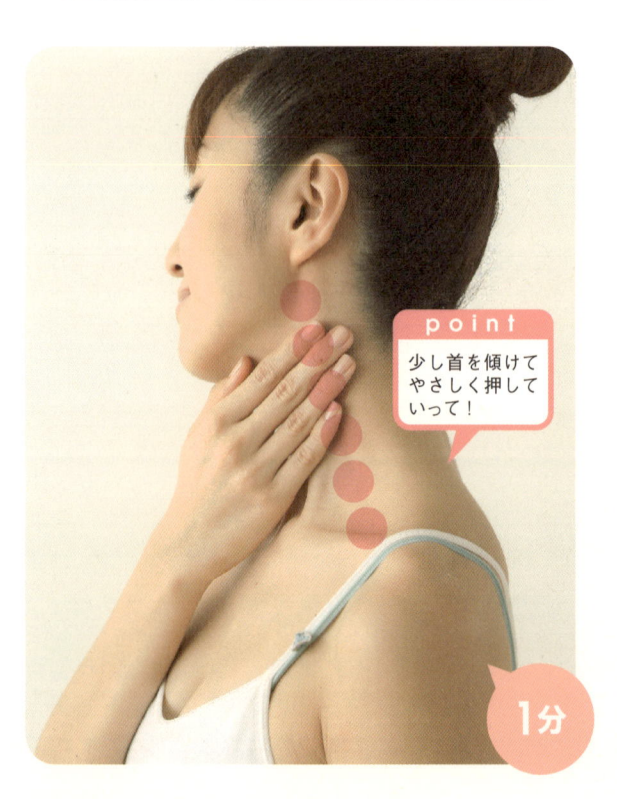

耳の下から鎖骨まで首すじを押す

1分

point　少し首を傾けてやさしく押していって！

親指以外の4本の指を反対側の首すじに当て、耳の下から鎖骨へ、手の位置をずらしながら首すじを押す。首を傾けるとやりやすい。反対側も同様に。

Step*2　さする

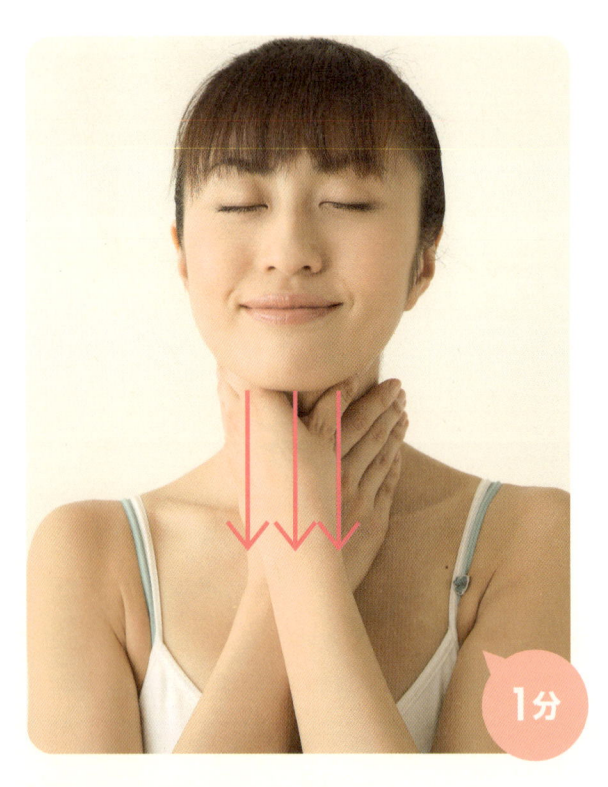

両手を密着させて首の前面をさする

1分

首の前面に両手のひらを当てる。手を左右交互に動かし、手のひらを密着させたまま、あごの下から鎖骨中央に向かって首の前面をさする。

いつでもどこでも 内部燃焼🔥ポーズ

首からデコルテにつながっている胸鎖乳突筋を鍛えて、首のラインを美しくします。

>>> How To ポーズ
❶ あごを斜め右上に上げて10秒キープ。
※反対側も同様にして左右各3回行なう

意識する筋肉 — 胸鎖乳突筋

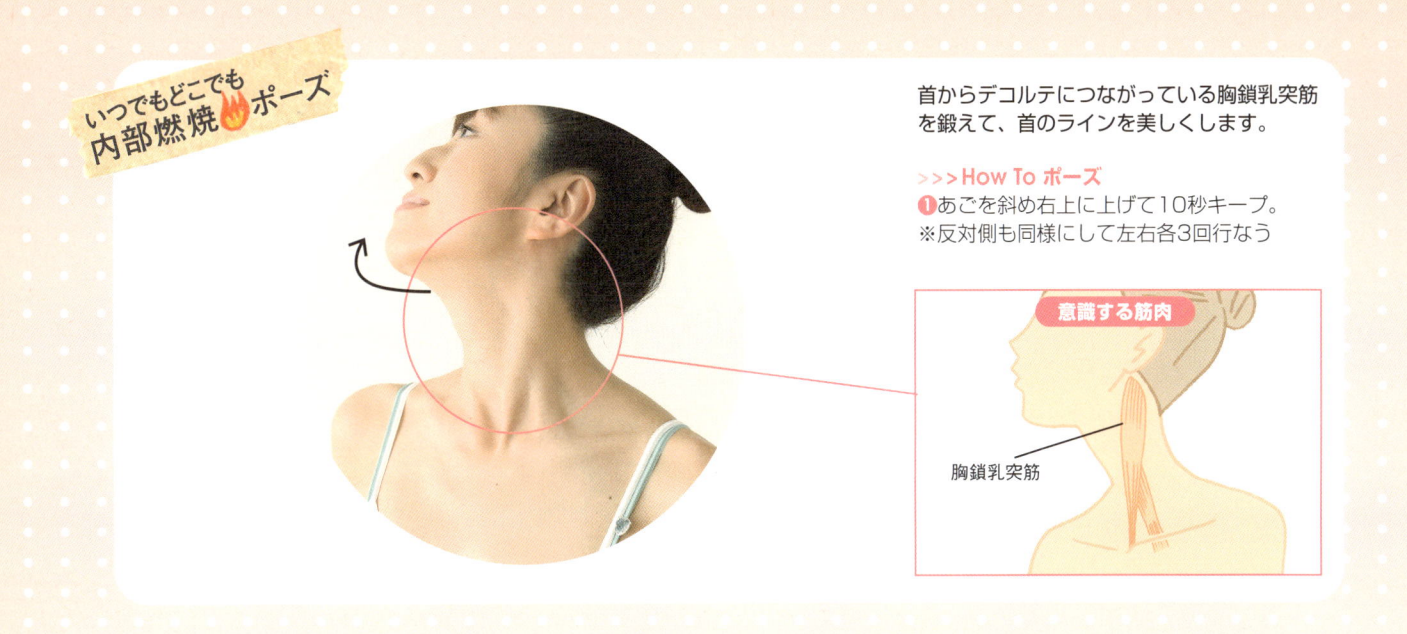

Step*4 たたく

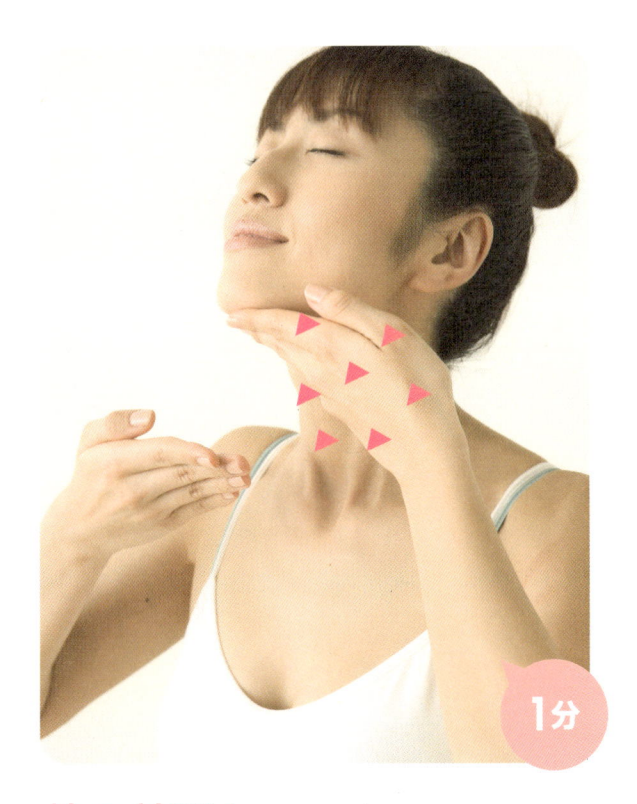

（1分）

首の前面を まんべんなくたたく

あごを上げ、あごの下から首の前面を両手の親指以外の4本の指で軽くたたく。手を左右交互に動かしながら、リズミカルにたたくのがポイント。

Step*3 もむ

point 軽く上を向いてもむと行ないやすい！

（1分）

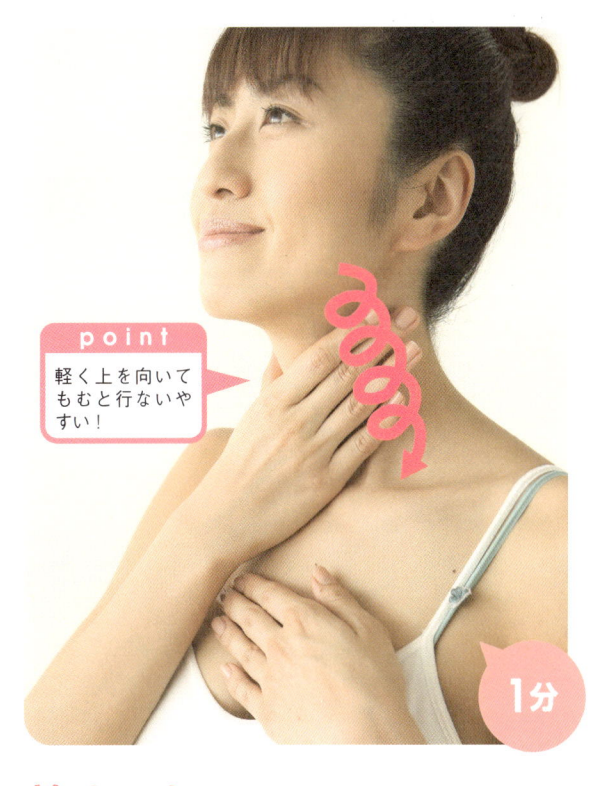

首すじを 押しながらもむ

軽くあごを上げ、片手の親指とそのほかの4本の指で軽く首をつかむ。親指を支えにして4本の指で首すじを押しながらもみほぐす。反対側も同様に。

column
1日4分！内臓脂肪燃焼エクササイズ

骨盤まわりの筋肉を刺激して、内臓全体を活性化させるエクササイズです。内臓のまわりについた脂肪を燃焼しながら、全身の代謝を高めます。内臓脂肪が気になる人は、部分マッサージもプラスしてみて！

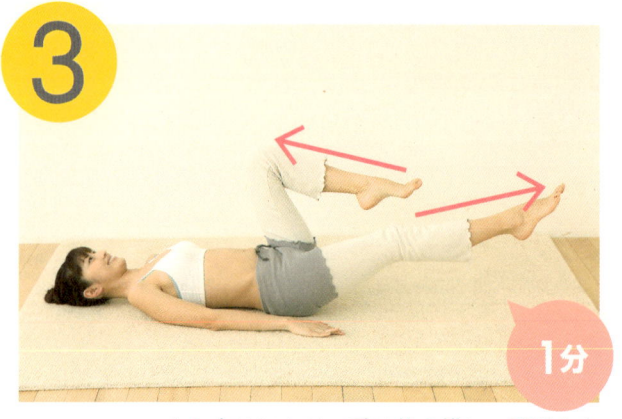

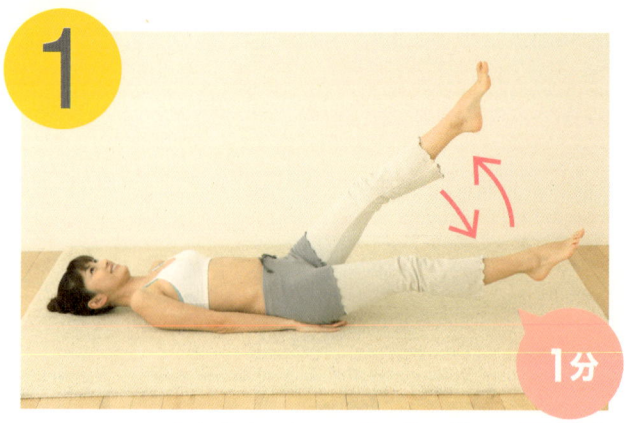

1
1分

あお向けになり、手は体の横に。両脚を床から15cmほど上げ、その位置から左右交互に脚を上げ下げしてバタ脚をする。脚は床につけず、上げたままで行なう。

2
1分

あお向けになり、ひざを軽く曲げて両脚を浮かせ、上体を45度くらい起こす。お腹に力を入れたまま、胸の前に伸ばした両手で空気をたたくように、腕を上下に動かす。

3
1分

あお向けになり、手は体の横に。両脚を床から15cmほど浮かしたまま、自転車をこぐようにひざを左右交互に曲げたり、伸ばしたりをくり返す。

4
1分

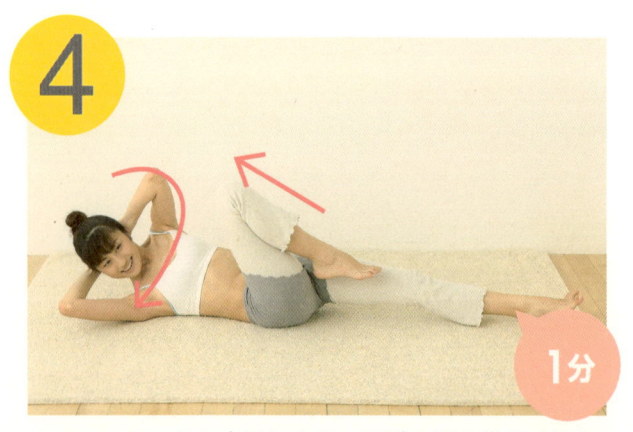

あお向けになり、両手を頭の後ろで組む。体をひねりながら左側の上体を持ち上げ、同時に右ひざを左ひじに近づけるようにする。反対側も同様にして左右交互に行なう。

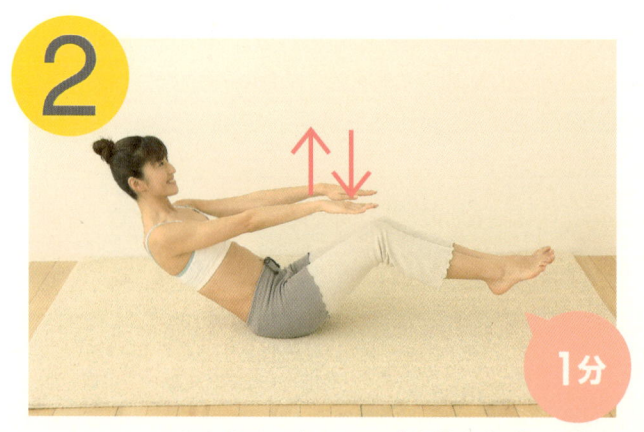

バスタイムマッサージで
全身メリハリ㊎Body

セルライト燃焼プログラムを行なったら、次はさらにボディレベルをアップ。
毎日のお風呂の時間にマッサージを取り入れてみましょう。
ワンランク上のバスタイムマッサージで、
メリハリのある魅力的なボディに変身！

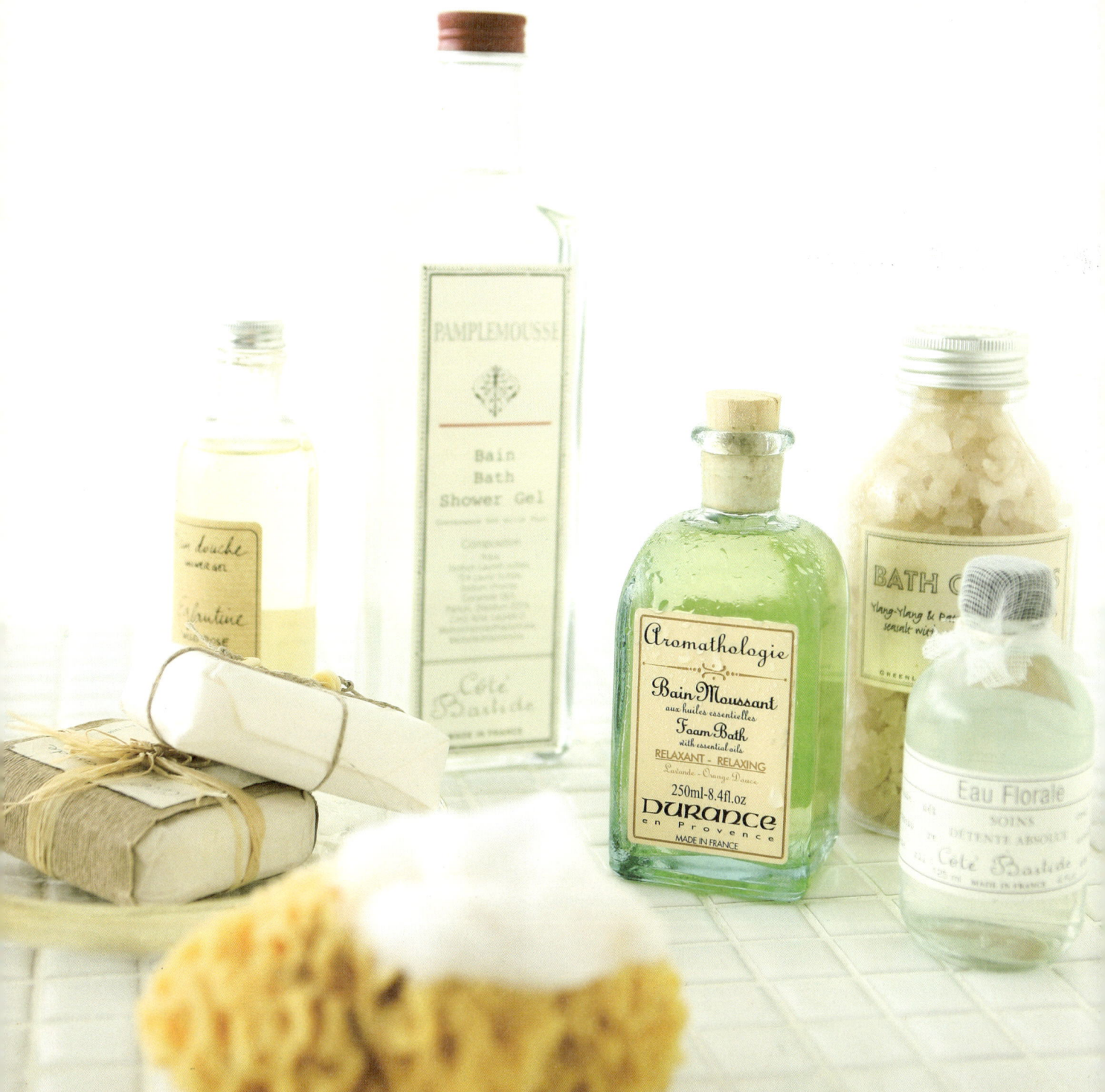

メリハリ美BODY ①
小顔になりたい！

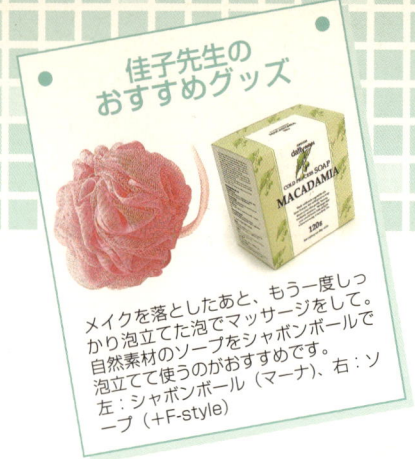

メイクを落として、リラックスしたら、お顔のマッサージをスタート。むくみとこりをとってスッキリ小顔に！

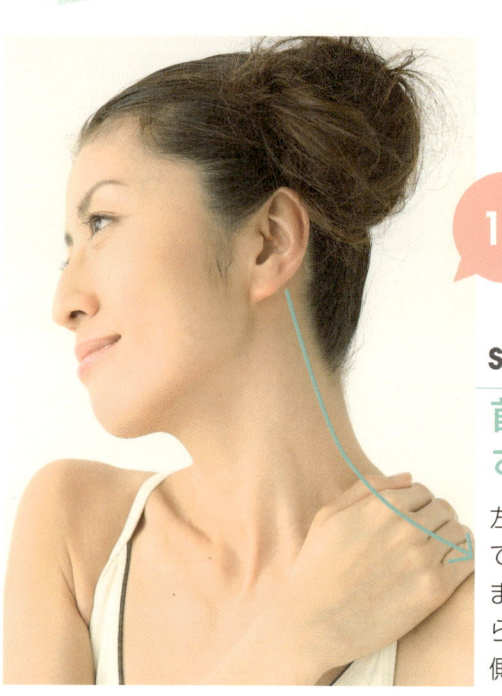

佳子先生のおすすめグッズ

メイクを落としたあと、もう一度しっかり泡立てた泡でマッサージをして。自然素材のソープをシャボンボールで泡立てて使うのがおすすめです。
左：シャボンボール（マーナ）、右：ソープ（+F-style）

step 1
首にシャワーを当てる
10秒

あごを上げたら、40℃程度のシャワーを首の前面に、まんべんなく当てる。

step 2
首から肩へとさする
1分

左の耳の下に右手を当てる。耳の下から肩先まで、手のひらで首から肩へとさする。反対側の首も同様に。

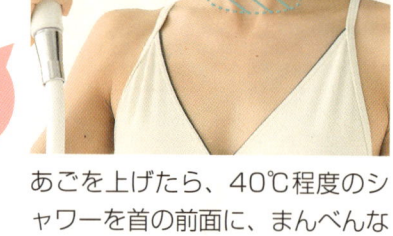

step 3
顔を内側から外側へ押す
1分

両手の親指以外の4本の指で、フェイスライン、小鼻の横からこめかみ、おでこの中央からこめかみを内側から外側に向かって押す。

step 4
手のひらで顔をさする
1分

ステップ3と同じラインを手のひらで、やさしくさする。たるみを持ち上げるようなイメージで行なって。

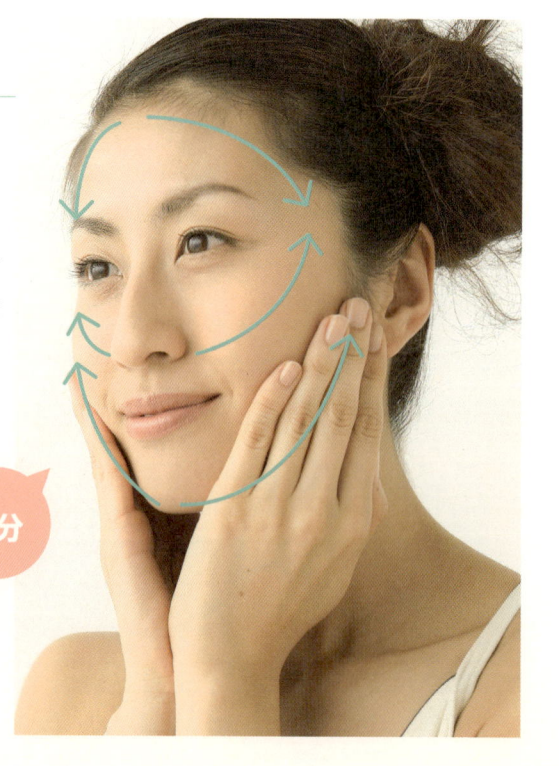

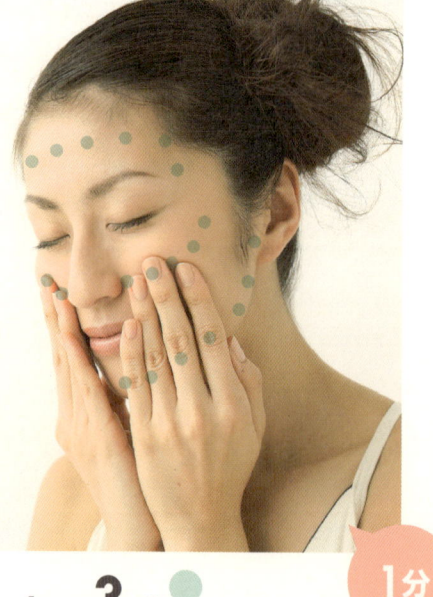

56

メリハリ美BODY ②
顔の肌ツヤをよくしたい！

老廃物や水分の流れをよくして、お肌のトラブルを取り除きましょう。肌の色、ツヤがよくなり、美肌に変身！

佳子先生のおすすめグッズ

贅沢だけど、ボディも顔と同じお肌だから自然素材の濃厚エッセンスでケアをするのがおすすめ。仕上げはミストで潤いを。敏感肌にも使えるコスメです。左：マッサージエッセンス（金）、右：マッサージミスト（銀）（共に銀座ナチュラルタイム）

step 1　シャワーを顔全体に！

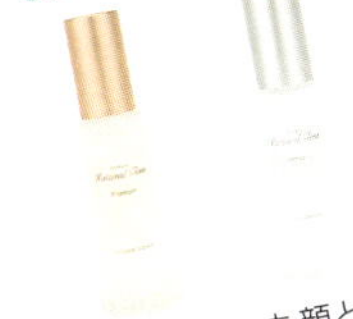

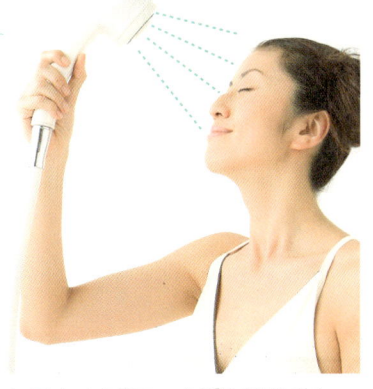

10秒

あごを上げて、40℃程度のシャワーを顔全体に、まんべんなく当てる。

step 2　お腹全体をさする

両手を重ねてお腹の右下に当てる。おへそを中心に円を描くようにお腹全体をさする。

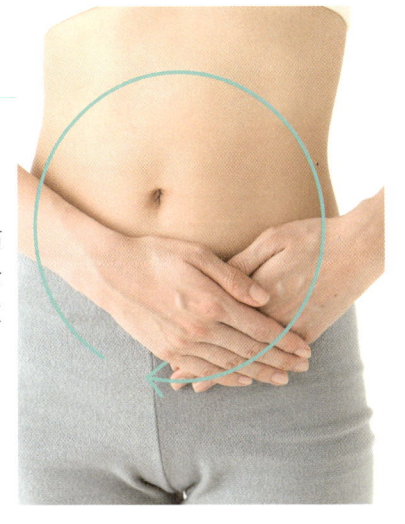

1分

step 3　手のひらで首をさする

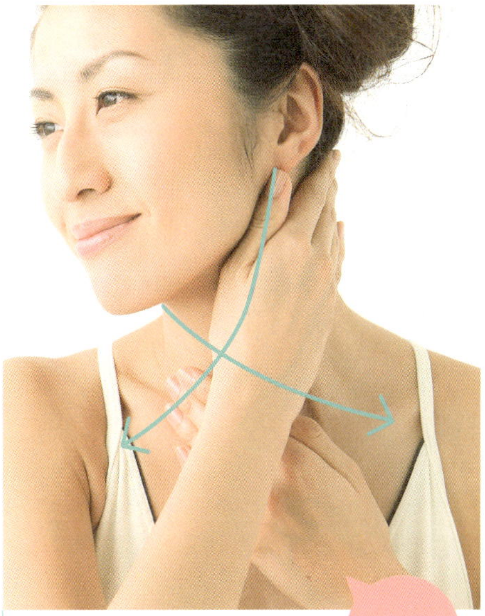

右手を左耳の下に当て、右の鎖骨に向かって首をさする。左手も同様に。左右交互に手を動かし、首をさする。

1分

step 4　やさしく全体をたたく

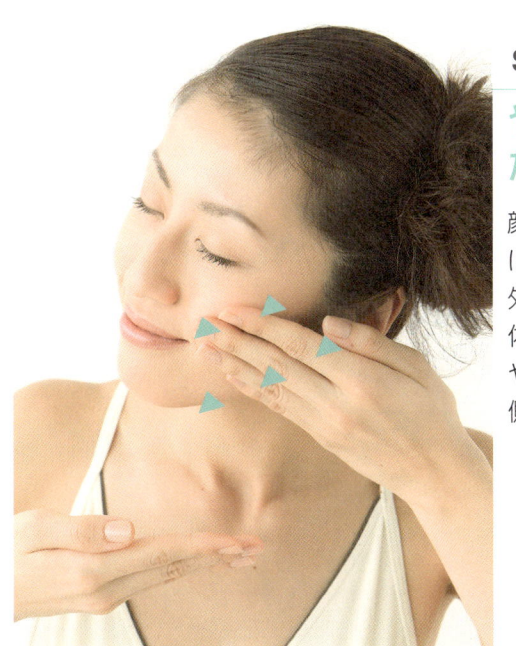

顔を指先に預けるように傾け、両手の親指以外の4本の指で、顔全体を持ち上げるようにやさしくたたく。反対側も同様に。

1分

メリハリ美BODY ③ デコルテをすっきりさせたい！

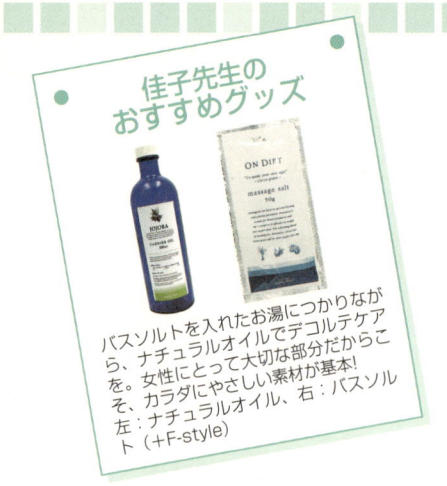

ネック&バストラインの美しさは女性の特権。ここがスッキリすると全身が細く見えます。胸元の開いた服を着る前に、まずはトライ！

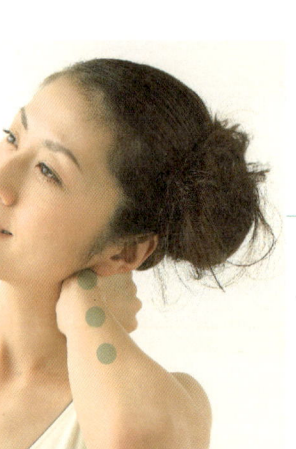

佳子先生のおすすめグッズ

バスソルトを入れたお湯につかりながら、ナチュラルオイルでデコルテケアを。女性にとって大切な部分だからこそ、カラダにやさしい素材が基本！
左：ナチュラルオイル、右：バスソルト（+F-style）

step 1　鎖骨にシャワーを当てる

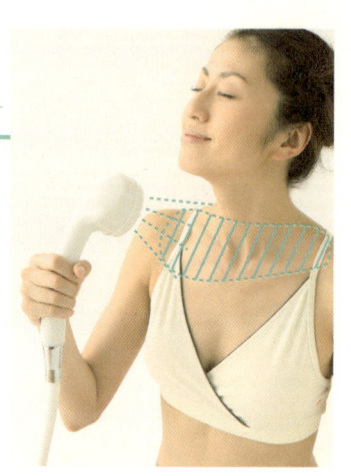

10秒

鎖骨の中央を中心に、左右の鎖骨全体に40℃程度のシャワーを当てる。

step 2　手のひらで首すじを押す

1分

左の首すじに左の手のひらを当て、そこに首をのせて頭の重みを利用しながら、首すじを押す。反対側も同様に。

step 3　鎖骨のくぼみを押す

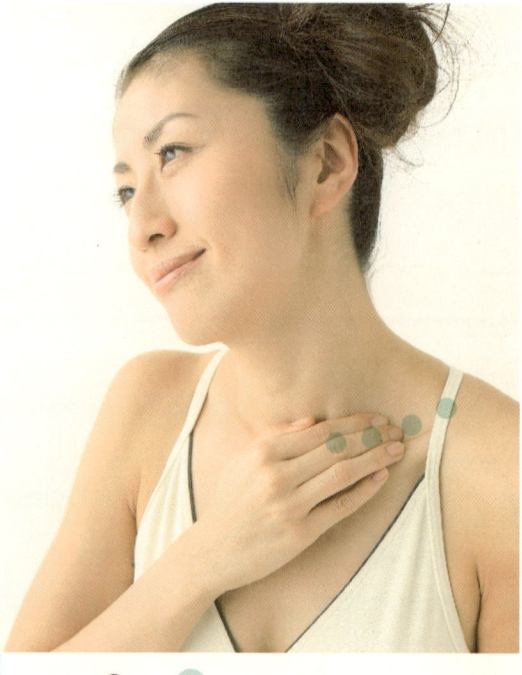

1分

右手の親指以外の4本の指を左の鎖骨の上に。肩先から鎖骨中央へ鎖骨のくぼみを押す。反対側も同様に。

step 4　デコルテをさする

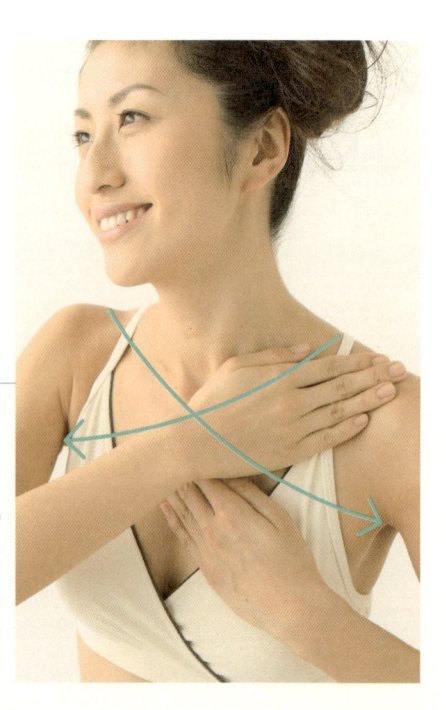

1分

左の鎖骨の上に右手のひらを当て、右のわきの下へ向けてさする。左右交互に手を動かしてデコルテをさする。

メリハリ美BODY ④
バストアップしたい！

キレイなバストは女度を上げる大切なもの。
このマッサージでわきやお腹のお肉もバストに変身。
キュッとアップした丸みのある美バストを目指して！

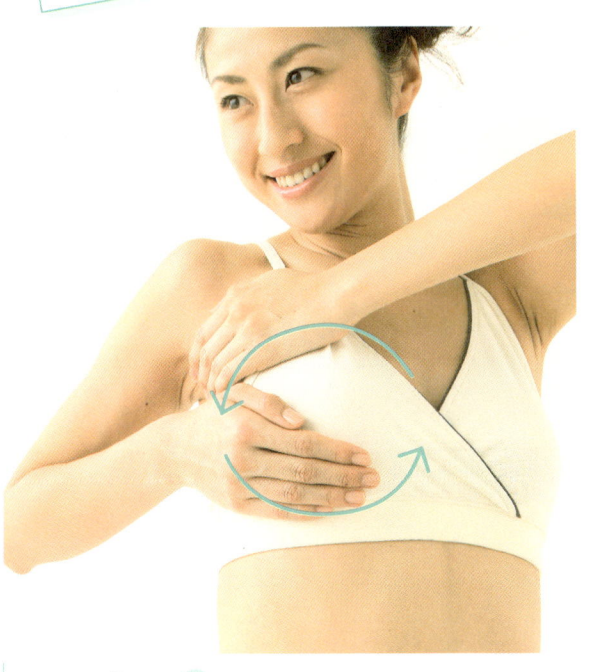

佳子先生のおすすめグッズ

好きな香りのアロマオイルを楽しみながらのバスタイムは、至福のひととき。自分に合ったナチュラルなエッセンシャルオイルは、女性力と免疫力をアップしてくれます。
左：エッセンシャルオイル／グレープフルーツ、右：同／ゼラニウム（共に＋F-style）

step 1
バストにシャワーを当てる

バストの下から、バスト全体にまんべんなく40℃程度のシャワーを当てる。

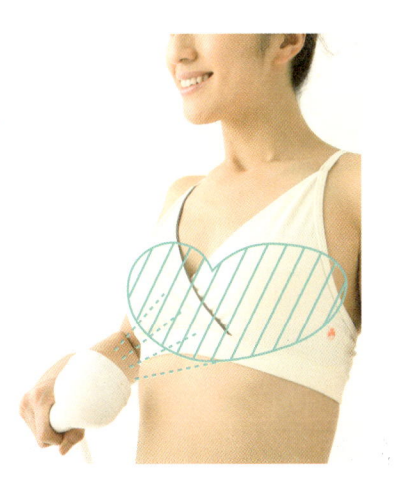

10秒

step 2
バストの上下をさする

バストの上下に手のひらを当て、上の手は中央からわきへ、下の手はわきから中央へさする。反対側も同様に。

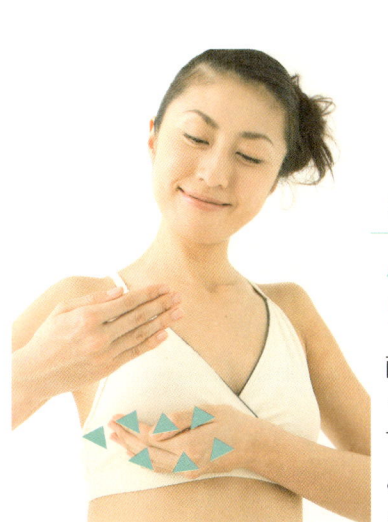

1分

step 3
バストのまわりをさする

右胸のわきに左の手のひらを当て、バストの丸みに沿って、円を描くようにさする。反対側も同様に。

1分

step 4
バストを下から上へたたく

両手のひらの中央を軽くくぼませ、バストを下から上に持ち上げるようにやさしくたたく。反対側も同様に。

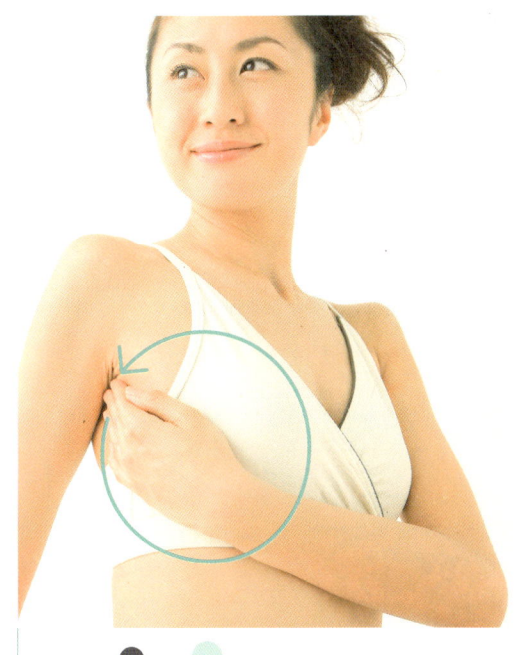

1分

メリハリ美BODY ⑤
ウエストをくびれさせたい！

女性らしいボディにはウエストのくびれは不可欠。
お肉がつきやすく、逆に落ちやすいので、
努力次第で、理想のくびれも思いのまま！

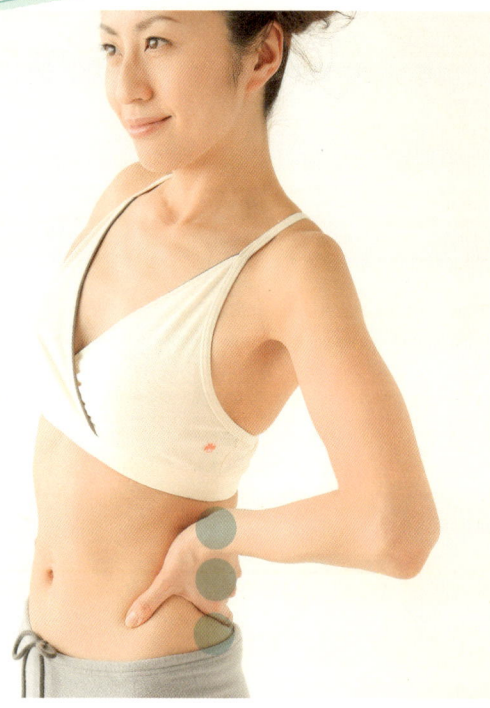

佳子先生のおすすめグッズ

ボディマッサージには、オイルもいいけど自然素材のマッサージ専用ローションがおすすめ。マッサージ後は、さらにたっぷりつけてたたきながら保湿をして。美肌にも！
左：ボディマッサージジェル、右：ボディマッサージローション（共に銀座ナチュラルタイム）

step 1
ウエストにシャワーを！

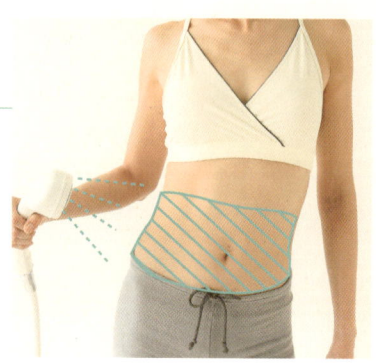

10秒

おへそを中心としてウエスト部分に、40℃程度のシャワーをまんべんなく当てる。

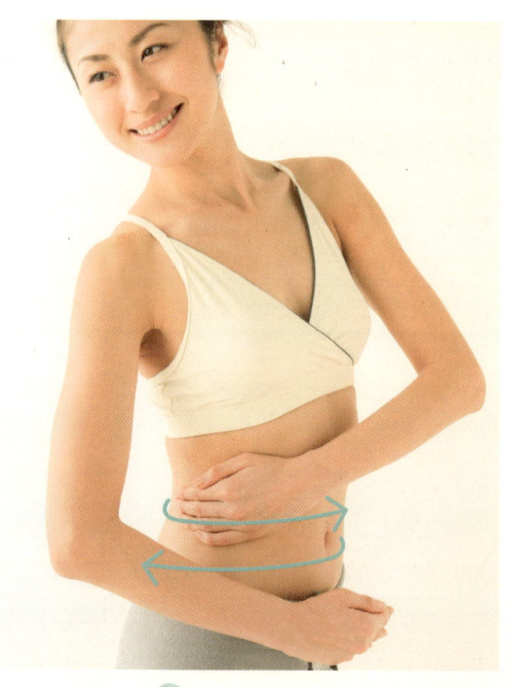

step 2
ウエストをつかんでもむ

1分

親指を前にして両手のひらをウエストに当てる。ウエストのお肉をつかんでもみほぐす。

step 3
ウエストをさする

1分

左手を右わき腹に当て、お肉を中央に寄せるようにさする。左右交互に手を動かして、ウエストをさする。

step 4
ウエストをたたく

1分

両手のひらの中央を軽くくぼませ、お肉を下から上へ持ち上げるように、ウエスト全体をたたく。

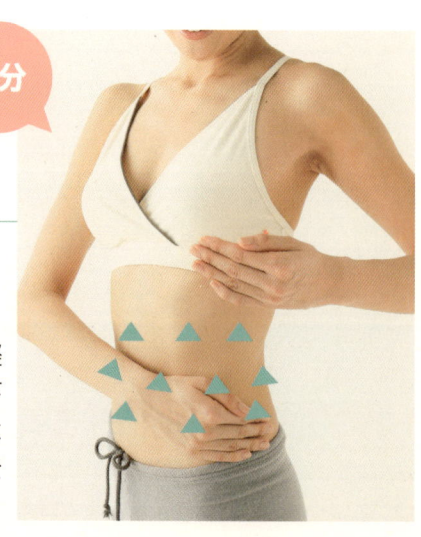

メリハリ美BODY ⑥
ジーンズの似合うお尻になりたい！

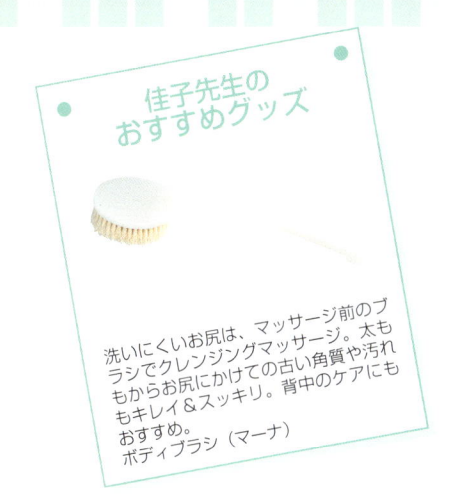

ペタンコ尻じゃジーンズをカッコよくはきこなせません。プリッとした小尻でまわりの視線をくぎづけに！

佳子先生のおすすめグッズ

洗いにくいお尻は、マッサージ前のブラシでクレンジングマッサージ。太もももからお尻にかけての古い角質や汚れもキレイ＆スッキリ。背中のケアにもおすすめ。
ボディブラシ（マーナ）

step 1
お尻全体にシャワーを当てる
10秒

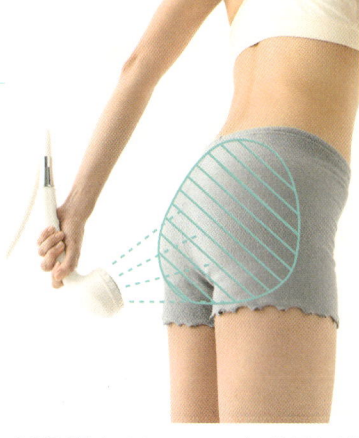

40℃程度のシャワーをお尻に当て、ヒップラインを持ち上げるように下から上にシャワーを当てる。

step 2
脚の内側外側をさする

脚の内側に両手のひらを当てる。足首からふくらはぎ、太ももの内側をそけい部に向かってさすったら、外側も同様にさする。反対側の脚も同様に。

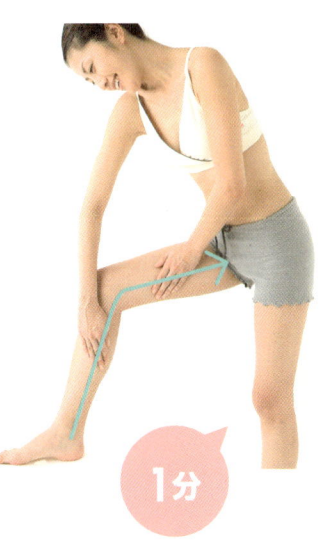

1分

step 3
ヒップラインに沿ってさする
1分

腰の中央に両手の手のひらを当て、ヒップラインに沿って、お尻を持ち上げるようにさする。

step 4
お尻全体をたたく

両手のひらの中央をくぼませ、お尻を持ち上げるように、まんべんなくたたく。リズミカルにたたくのがコツ。

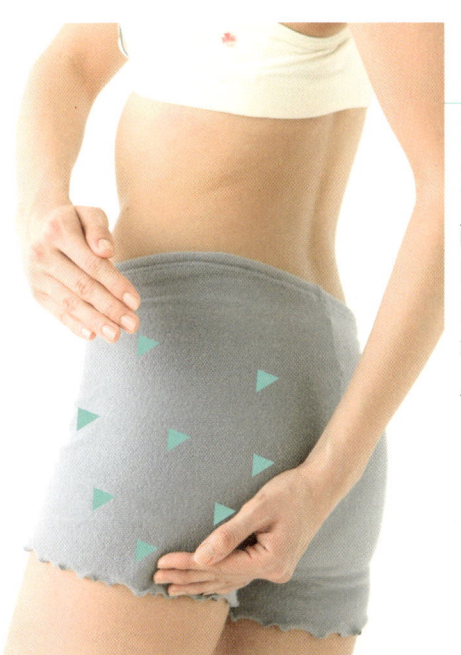

1分

epilogue

"キレイ"も"幸せ"もあなた次第！

美しくなるために、いろんなケア法を試してきた方も多いのではないでしょうか。今回本書で紹介した最新マッサージメソッドは、簡単ですが、美しさと同時に体質改善にもなる方法。つまり、本来のボディラインと美しさを保つための理想的なプログラムなのです。

マッサージは、古くから世界で伝承されている医療技術です。日本ではまだよく知られていませんが、マッサージを行なうには医療面、美容面の両面で国家資格が必要です。海外ではエステティック等にも国際ライセンスがあります。つまり、それだけマッサージは体に威力があるということ。その効果は世界各国で実証されているのです。本書で紹介したセルフケアは、その効果の高いマッサージ法をできるだけ簡単なプロセスで処方しています。なぜならば、マッサージの方法を覚えて、身につけていってほしいからなのです。

いつでも、どこでも、やせたい部分を意識することで、カラダはどんどん変わっていきます。太ることも、やせることも、キレイになることも、幸せになることさえも、あなた次第！ そう、自分次第で、自分自身をどのようにでも変えることができるのです。セルライトは「もっと美しくなれる！」というカラダからサインのひとつ。本書のセルライトケアは、これからあなたが美しく輝くための、スタートなのです。この本が、皆さんのお役に立てる事を願っています！

渡辺 佳子
Keiko Watanabe

経絡リンパマッサージ協会会長。銀座ナチュラルタイム総院長。経絡リンパマッサージの第一人者。鍼・灸・按摩マッサージ指圧の資格とそのプロを養成する教員資格を持ち、教員養成科の講師を務める。現在、TV、雑誌で多くの監修を手がけるほか、講習やスクールなどでのセルフケアの普及、治療、教育活動などにも力を入れている。また自らの臨床経験から、健康や医療、予防医学の大切さを、美容やダイエットなどといった身近なテーマを通じて、一般の女性、ママや、ベビー、また、専門家まで幅広く多くの人に伝えることをライフワークとしている。

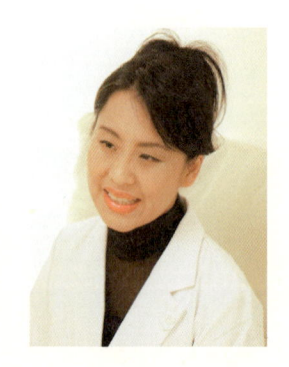

GINZA Natural Time

銀座ナチュラルタイム

住所　〒104-0061東京都中央区銀座3-7-16
　　　銀座NSビル7階

TEL　代表 03-5250-1300

HP　　http://www.naturaltime.co.jp/

銀座の中心地にある銀座ナチュラルタイム治療院。

治療からダイエットまで徹底的なサポートが好評。

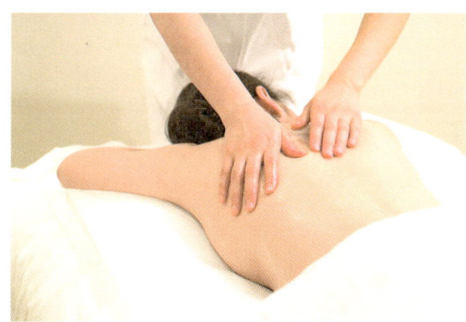

体の内側からキレイで元気になる経絡リンパマッサージ。

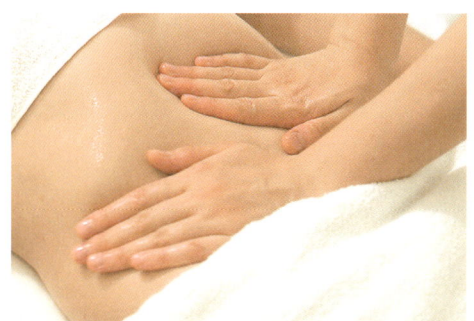

国家資格をもつ専門士がカラダをトータルにケアしてくれる。

＜渡辺佳子書籍紹介＞
『「経絡リンパマッサージ」からだリセットBOOK』（高橋書店）
『きれいなカラダに変わる「リンパマッサージ」ダイエット』（青春出版社）
『才能を育てるキッズ＆ベビーマッサージ』（小学館）
『スリムになる！リンパマッサージ』（PHP研究所）
『体の内（なか）からキレイになる経絡リンパマッサージ』（主婦の友社）
『"カラダの流れ"をよくしてきれいになる！』（青春出版社）
『1分間リンパマッサージダイエット』（アスコム）
『ブライダル・リンパマッサージ-ステキな彼と幸せになれる！』（PHP研究所）
『ビューティー＆ダイエット ツボバイブル』（主婦の友社）
『セレブなボディをつくる 体内リンパダイエット』（青春出版社）
『顔が変われば人生が変わる 愛される顔になるための7つのテクニック』
（イースト・プレス）
『DVDでリンパマッサージビクス』（宝島社）
『経絡リンパマッサージ ハンドブック』（ファミリーマート）
『DVDブック「キレイになる！リンパマッサージ」』（PHP研究所）
『DVD版1分間リンパマッサージダイエット』（アスコム）
『免疫リンパダイエット』（青春出版社）
『免疫リンパマッサージダイエット』（アスコム）
『リンパマッサージ7秒ダイエット』（青春出版社）
『心と体をリセットする経絡リンパマッサージハンドブック』（主婦の友社）
『デトックスダイエット』（高橋書店）
『経絡リンパマッサージでアンチエイジング「若返りながらやせる」』
（小学館）
『おふろダイエット』（ワニブックス）
『キレイになる経絡リンパマッサージ～
美しく元気なカラダをつくるセルフデトックス・ダイエット～』
（NHKエンタープライズ）
『部分ヤセ ナチュラルリンパマッサージ』（河出書房新社）

など多数。その他海外書籍など。

STAFF

編集協力	山本美和（オフィスペロポー）
モデル	綾乃（グランディア）
撮影	園田昭彦
ヘアメイク	出口りえ
スタイリスト	今田愛
イラスト	小林晃
	和田今日子
表紙デザイン	面影デザイン室
本文デザイン	園木彩
協力	銀座ナチュラルタイム、ナディカル

商品の問い合わせ先

株式会社マーナ　　　　　　　　　　　　　　http://www.marna-inc.co.jp
株式会社グローバルプロダクトプランニング（+F-style）　http://www.global-pp.com
銀座ナチュラルタイム　　　　　　　　　　　http://www.naturaltime.co.jp

※本書は、2008年1月発行の『セルライト超燃焼リンパマッサージ　決定版』（渡辺佳子著／株式会社MCプレス発行）の新版です。

新版 セルライト超燃焼リンパマッサージ決定版

2009年2月1日　　初版第1刷発行
2011年8月20日　　　　　第7刷発行

著者	渡辺佳子
発行者	中川信行
発行所	株式会社 毎日コミュニケーションズ
	〒100-0003 東京都千代田区一ツ橋1-1-1　パレスサイドビル
TEL	048-485-2383［注文専用ダイヤル］
	03-6267-4477［販売営業］
	03-6267-4403［編集］
URL	http://book.mycom.co.jp
印刷・製本	大日本印刷株式会社

※定価はカバーに記載してあります。
※乱丁・落丁本はお取替えいたします。
　落丁・乱丁本についてのお問い合わせは、TEL:048-485-2383［注文専用ダイヤル］または、電子メール:sas@mycom.co.jpまでお願いします。
※本書は著作権法上の保護を受けています。本書の一部あるいは全部について、著者、発行者の許諾を得ずに無断で複写、複製（コピー）することは禁じられています。

ISBN978-4-8399-3096-7　C2076

©2009 KEIKO　WATANABE　©Mainichi Communications,Inc